宣武神经肌肉疾病病例精粹

笪宇威　主编

清華大學出版社

北 京

图书在版编目（CIP）数据

宣武神经肌肉疾病病例精粹 / 笪宇威主编 . -- 北京：
清华大学出版社，2024.8. -- ISBN 978-7-302-66973-9

Ⅰ . R746

中国国家版本馆CIP数据核字第2024B195P3号

责任编辑：孙　宇
封面设计：钟　达
责任校对：李建庄
责任印制：杨　艳

出版发行：清华大学出版社
　　　　　网　　　址：https://www.tup.com.cn，https://www.wqxuetang.com
　　　　　地　　　址：北京清华大学学研大厦 A 座　　　邮　　编：100084
　　　　　社 总 机：010-83470000　　　　　　　　邮　　购：010-62786544
　　　　　投稿与读者服务：010-62776969，c-service@tup.tsinghua.edu.cn
　　　　　质量反馈：010-62772015，zhiliang@tup.tsinghua.edu.cn
印 装 者：北京博海升彩色印刷有限公司
经　　销：全国新华书店
开　　本：185mm×260mm　　印　　张：11.25　　字　　数：223 千字
版　　次：2024 年 8 月第 1 版　　　　　印　　次：2024 年 8 月第 1 次印刷
定　　价：158.00 元

产品编号：099445-01

编者名单

主审　郝峻巍

主编　笪宇威

编者　（以姓氏笔画为序）

王亚叶　王　敏　王锁彬　王静思　文欣玫

卢　岩　朱文佳　刘昊然　刘　晴　孙亚南

苏圣尧　邸　丽　张　姝　陈　海　范志荣

庞　咪　姜雨廷　徐　敏　温　琪　雷　霖

序 一

我有幸作为第一个读者并为《宣武神经肌肉疾病病例精粹》作序。

《宣武神经肌肉疾病病例精粹》由宣武医院神经内科教授、主任医师、神经肌肉病专科主任笪宇威主编。笪宇威教授团队从诊疗的3000多个病例中精选了36个神经肌肉疾病病例，涉及脊髓前角病、周围神经病、神经肌肉接头疾病、肌病和离子通道病范畴。每一个案例都经过精心挑选和深入剖解分析，通过临床表型、生物标志、电生理、肌肉磁共振、肌肉病理和（或）基因作出明确诊断；特别叙述了与类似疾病的鉴别要点，在"似与不似"之间着重阐述，防止误诊误治，并培养临床医生在临床实践中精确诊断的能力。本书介绍疾病案例的同时，又简明介绍了这些疾病的新进展、新观点，展示了对不同神经肌肉疾病发病机制及诊治的最新认识。

神经肌肉疾病种类繁多，临床表型复杂，与其他神经系统疾病、内分泌疾病、结缔组织疾病、代谢病、免疫病和肿瘤等系统性疾病交叉重叠，诊断治疗极具挑战性，对医生的知识和技能要求极高。《宣武神经肌肉疾病病例精粹》的出版，为神经内科医生和研究人员提供了宝贵的学习参考资料。通过这些具体的病例分析，不仅能够深入理解神经肌肉疾病的复杂性和准确诊断的难度，更能学习到如何在临床实践中运用神经肌肉病基础理论知识，了解并正确使用、评价各项诊断技术，才能达到正确的诊断和治疗决策。因此，以临床病例为启动，学习疾病的诊治知识，可能不失为一种高效快速的学习方法。

笪宇威教授作为本书的主编，具有神经肌肉疾病丰富的临床经验和深厚的学术基础。她早年在我院攻读博士期间好学深研，不仅率先在国内建立了适合临床应用的CMT1和CMTX的基因检测方法，同时学习了肌肉病理和电生理技术，为能精准诊治神经肌肉病打下了全面基础。毕业后在贾建平教授的全力支持下建立了宣武医院神经肌肉病专业和神经肌病病理实验室。曾先后在德国乌尔姆大学、美国罗切斯特神经肌病中心和梅奥诊所神经肌病中心学习和考察周围神经病、肌病和先天性肌无力综合征的诊疗和科研技术。她报告的遗传性包涵体肌病4型受到国际神经肌肉病网站关注。近年来，笪宇威教授在重症肌无力临床诊疗和发病机制方面亦有研究和探索。她所具备的神经肌肉病广泛的知识和深入的实践，加上宣武医院领导的大力支持，为本书的编撰提供了强有力的支持和保障。

　　我希望这本书能够有幸帮助初入临床的住院医生和神经肌肉病的专科大夫，并能带动更多类似专著出版，以利于我国神经肌肉病诊断水平的提高。

沈定国

2024年3月

序 二

神经肌肉疾病的诊断与治疗一直是一项复杂且充满挑战的任务。它不仅要求我们拥有深厚的专业知识，还要求我们具备持续探索的精神。《宣武神经肌肉疾病病例精粹》一书是宣武医院在神经肌肉疾病领域多年临床实践的结晶，由笪宇威教授主编，涵盖神经肌肉接头及肌肉病、周围神经及前角病变两个部分，从常见的到罕见的，从典型的到特殊的，通过对精选病例的深入分析，为相关专业医生提供了宝贵的学习资料。

本书通过36个精选病例，展现了神经肌肉疾病诊断的复杂性和独特性，是对该领域当前研究和临床实践的一次全面梳理。每个病例都是经过仔细挑选和深思熟虑的，旨在向读者展示从诊断到治疗的全过程，以及在这一过程中可能遇到的各种挑战和解决策略。这些病例的详细记录和分析，不仅对临床医生在日常工作中遇到相似病例时的判断和处理具有参考价值，对医学研究人员和学生来说，也是理解疾病复杂性和促进学术思考的参考资料。

笪宇威教授有丰富的临床经验和深厚的学术造诣。她不仅在神经肌肉病领域取得了一定成就，而且致力于教育与培训青年神经肌肉病专业人才。这本书体现了她和她的团队对临床经验的总结和积累，相信会受到广大神经内科医生和研究人员的喜爱和欢迎。

最后，让我们共同期待，通过不懈的努力和追求，为神经肌肉疾病患者带来更加光明的未来。

贾建平

2024年3月

前　言

近年来，随着国家对罕见病的重视，越来越多的神经科医生开始关注神经肌肉疾病的诊断和治疗。然而，神经肌肉疾病的诊断与治疗仍然具有挑战性，大部分疾病缺乏十分有效的治疗方法。因此，要求专注于神经肌肉疾病的临床医生尽可能把可治疗性疾病从不能治疗的疾病中诊断出来，通过规范化及精准化治疗把可控制的疾病控制，可治愈的疾病治愈。对于神经肌肉疾病的诊断，专科医生需要掌握广泛的相关知识，包括肌电图、神经肌肉超声、磁共振以及神经肌肉病理和基因诊断等技术，其中每一项都需要医生付出艰苦的努力去学习和掌握。

2010年以前，神经肌肉疾病的诊断主要依赖于肌电图和病理。在过去的10余年中，随着影像学和分子诊断技术的进步，我国神经肌肉疾病的诊疗手段也有了巨大飞跃，多家医院陆续开展肌肉和神经根磁共振检查，基因检测更是易如反掌，然而只有真正掌握这些知识，并与临床症状、体征充分结合，才能得到正确的诊断，因此，病史采集和临床查体基本功以及对神经肌肉疾病的正确认识是减少误诊的前提。神经肌肉疾病的病史往往较长，而患者提供的病史常从加重算起，医生必须有足够的耐心了解清楚疾病的起病形式以及整个过程。

基于以上想法，我们编写了这本《宣武神经肌肉疾病病例精粹》，本书分为神经肌肉接头疾病和肌肉病、周围神经病和前角疾病病例两篇，旨在通过36个临床、病理和（或）基因诊断确诊的经典和疑难病例，帮助神经科研究生、住院医师和非神经肌肉病亚专业医生快速掌握某些疾病的特征，期待对他们的临床学习和工作有所启迪。在编写过程中，临床诊疗思维贯穿于每个病例，同时在疾病概述部分呈现了疾病的概况和最新进展，最后的感悟更是点睛之笔，期望给广大同仁带来收获。

在本书出版之际，我要深深感谢我的两位德高望重的老师——沈定国教授和贾建平教授。两位尊长在本书编写过程中给予了我极大的鼓励与支持、详尽的指导与帮助，并提出了严格的要求，进行了严谨的审阅。两位教授年事已高，但仍花费许多宝贵时间为全书通篇审阅、提出许多重要的修改意见，为本书的出版做出了巨大贡献。同时，我要衷心感谢所有为本书提供病例和支持的同仁们，正是你们的辛勤劳动和无私奉献，才有了这部医学精品的诞生。

最后，由于我们水平和经验有限，在编写过程中难免存在诸多疏漏和不足，在此恳请各位读者批评指正。

笪宇威

2024年3月

目 录

上篇 神经肌肉接头疾病和肌肉病

下篇 周围神经病和前角疾病病例

上篇

神经肌肉接头疾病和肌肉病

　　神经肌肉接头疾病包括重症肌无力（myasthenia gravis，MG），Lambert-Eaton肌无力综合征（Lambert-Eaton myasthenia syndrome，LEMS），先天性肌无力综合征（congenital myasthenic syndrome，CMS），肉毒中毒和ISSAC综合征。其中最常见的是MG，常合并甲状腺功能亢性眼肌病，给诊断和治疗带来困难。而且，MG和LEMS的临床表现有时极其相似，容易误诊。

病例1 合并Graves眼病的眼肌型重症肌无力

　　MG最常见的共患病是自身免疫性甲状腺病，约7%的MG患者患有Graves病。眼肌型MG（ocular myasthenia gravis，OMG）与Graves眼病（Graves ophthalmopathy，GO）临床上表现类似，难以鉴别，尤其应注意两者是否共病。

一、病史

　　患者，男性，54岁。

　　【主诉】反复双眼发胀、眼睑下垂、视物成双8月。

　　【现病史】患者于入院8个月前（2017年10月6日）无明显诱因突然出现双眼发胀、视物成双，数天后出现右眼睑下垂、肿胀，症状持续，无明显波动。患者于当地医院就诊时，查甲状腺功能示TSH为0，T_3、T_4正常，遂被诊断为Graves眼病。予以甲泼尼龙40mg/d，静脉滴注5d，未见好转，进一步查眼眶MRI见眼外肌增粗，又予放射治疗，仍无效。患者遂就诊于神经内科，行疲劳试验、新斯的明试验为阳性，诊断为眼肌型重症肌无力。予以醋酸泼尼松口服，每次15mg，每天三次口服3个月治疗后（2018年3月），患者眼睑下垂、复视消失，眼睑渐消肿。入院2月前（2018年4月）无明显诱因出现左眼睑下垂和水肿、视物成双，口服溴吡斯的明，每次60mg，每天三次症状缓解不明显，为求进一步诊治就诊于我科。病程中无咀嚼、吞咽困难，无肢体无力、呼吸困难，无震颤、心悸、多汗。饮食、睡眠、大小便正常，体重无明显增减。

【既往史】体健。

【家族史】无。

二、体格检查

体温36.5℃，脉搏78次/min，呼吸17次/min，血压122/61mmHg。内科查体正常。

【神经科查体】神清语利，高级皮质功能正常。双眼睑肿胀，左侧显著。左眼睑下垂（8点～4点），右侧正常，双眼球各向运动受限伴复视，余颅神经查体未见异常。四肢肌力5级，肌张力正常，指鼻试验、跟膝胫试验正常。深浅感觉查体未见异常。腱反射正常，病理征阴性。脑膜刺激征阴性。新斯的明试验40min左眼睑恢复正常。

三、辅助检查

【血液学检查】血常规、血生化、风湿免疫系列、肿瘤标志物、传染病系列化验、维生素B_{12}、叶酸、同型半胱氨酸均正常。甲状腺功能化验示促甲状腺素为0，T_3、T_4正常，抗甲状腺球蛋白抗体9.36U/mL（0～4.11U/mL）。重症肌无力抗体谱示兰尼碱受体（ryanodine receptor，RyR）抗体阳性，AChR抗体、MuSK抗体、Titin抗体、SOX-1抗体、抗骨骼肌抗体、抗心肌抗体阴性。

【影像学检查】眼眶MRI示双侧眼球突出伴多条眼肌增粗（图1-1）。脑MRI、MRA、MRV（−）。胸部CT（−）。甲状腺彩超（−）。

【眼科检查】视力、眼底、视野检查（−）。

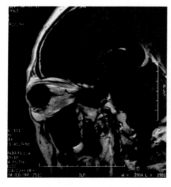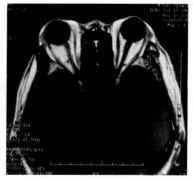

图1-1　眼眶MRI（左侧为矢状位，右侧为轴位）

双侧眼球略突出；双侧下直肌、上斜肌增粗，以肌腹增粗为明显，
增强扫描呈明显均匀强化，双侧下直肌边缘毛躁及周围脂肪间隙模糊

四、后续治疗及转归

入院后予以甲泼尼龙静脉滴注，每天500mg，连续3d，减量至每天250mg，连续3d，眼睑下垂和肿胀症状明显好转，予以改口服醋酸泼尼松，每天70mg，逐渐减

量，并加用他克莫司，每天2mg，患者病情逐渐好转，2021年5月达到最小临床状态（图1-2）。

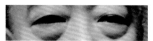  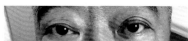

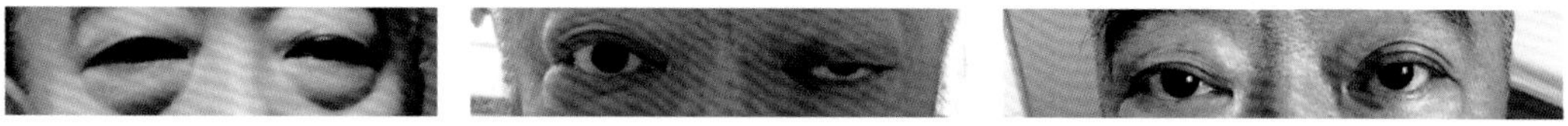

正常时　　　　　　　　　　入院时　　　　　　　　　出院后半个月复诊

图1-2 患者病情变化

左图为发病前；中图为入院时（病程8个月），可见双眼突起，

左上睑下垂，眼睑水肿；右图为出院后半个月复诊时，可见上睑下垂、眼睑水肿好转

五、病例特点及确定诊断

本例患者为中年男性，急性起病，缓解后复发，病史8个月。主要表现为双眼肿胀、眼睑下垂和视物成双，症状无明显波动性。既往无特殊病史。主要阳性体征为突眼、眼睑水肿、左眼睑下垂和双眼活动受限。甲状腺功能检查发现亚临床甲亢，眼眶MRI发现突眼、眼外肌增粗、眶内组织病变。新斯的明试验阳性，血清RyR抗体阳性。初诊为Graves眼病并予以短疗程中等剂量激素治疗和放疗后未能缓解症状，重新考虑合并眼肌型重症肌无力后予以中等剂量激素治疗，患者症状缓解，但停药后病情复发。就诊于本中心后予以大剂量激素冲击治疗，后续长期口服激素与他克莫司联合治疗，病情逐渐缓解。结合临床表现、辅助检查和治疗反应，考虑本例诊断为合并Graves眼病的眼肌型重症肌无力。

六、疾病综述

OMG是自身抗体介导的自身免疫病，因神经-肌肉接头传递障碍导致眼外肌和上睑提肌无力，眼外肌可以任何组合形式受累，但最常累及内直肌、下直肌和上斜肌。GO是一种眼球后组织的自身免疫性疾病，虽然常称作Graves眼病或甲状腺眼病，但其主要是眼眶病变，更宜称为"Graves眼眶病"，其病理改变是眼外肌和眼眶脂肪的炎症、纤维化、体积增大，最常累及下直肌和内直肌。

基于上述不同的病理生理机制，OMG主要表现为上睑下垂、复视，症状一般为波动性、疲劳不耐受，其眼动受限为麻痹性，故眼球运动受限的方向与受累肌肉作用的方向相同。GO中，最常见的症状为眼睑挛缩、眶周水肿和眼球突出，还可出现眼睑闭合不全、结膜充血和球结膜水肿，严重者甚至视力受损，其症状主要是眼肌活动受限和眼眶组织压迫的结果。GO也可模仿OMG的部分症状，其中40%出现眼外肌活动受限，导致5%～7%患者出现复视，常出现内下斜视，外斜视罕见，因其眼动障碍为限制性，故眼肌活动受限的方向与受累肌肉作用的方向相反。上睑下垂在GO中也有报道，被认为是上睑提肌受到压迫或继发于眶周水肿导致的。

OMG由于提上睑肌麻痹以真性上睑下垂多见，而GO多由于上睑提肌的炎症和纤维化出现眼睑挛缩。但OMG患者也可由于单侧上睑下垂导致健侧眼表现出代偿性"假性眼睑挛缩"，而GO患者也可由于单侧眼睑挛缩导致健侧眼表现出"假性上睑下垂"。表1-1总结了GO和OMG眼部症状的鉴别点。

表1-1　GO和OMG的眼部症状的鉴别点

症状	GO	OMG	症状	GO	OMG
眼睑下垂	罕见	常见	眼睑挛缩	常见	罕见
易疲劳性	罕见	常见	眼痛	常见	罕见
复视	常见	常见	眶周肿胀	常见	无
外斜视	罕见	可见	结膜内翻	常见	无
眼轮匝肌无力	罕见	常见	角膜溃疡	可有	无
突眼	常见	罕见	视神经病变	可有	无
眼睑迟落	常见	罕见			

因此，考虑诊断GO的患者中，如出现外斜视、真性眼睑下垂、眼轮匝肌无力，症状波动、疲劳不耐受，或出现眼外症状（如球部、肢体、呼吸肌无力），则应考虑是否合并OMG。在OMG的患者中，如出现突眼、眼睑迟落、眼睑挛缩、眼痛、眶周肿胀及其他眶内压增高的表现，则需警惕是否共病GO。

此外，可通过影像学、血液学、电生理学和药理学试验等辅助检查予以更精确的鉴别。

当患者出现眶内压增高的症状和体征，应进行眼眶影像学（MRI或CT）检查。GO典型的表现是眼外肌增粗，眶尖部最明显，在疾病活动期和静止期均可见到；MRI检查还可发现间质肌肉水肿伴强化，提示疾病活动期。而大多数OMG患者的眼眶MRI或CT检查可观察到正常眼外肌，仅部分患者（尤其是MuSK抗体阳性和长期未治疗的患者）中可观察到眼外肌萎缩和脂肪替代的现象，可能预示着对后续的治疗反应不佳。

其他辅助检查难以明确鉴别两种疾病，甲状腺功能异常和甲状腺自身抗体阳性在MG患者中较为常见，而少部分GO患者也可出现胸腺病变、AChR抗体阳性。当GO出现甲状腺功能异常或甲状腺素毒血症时可诱发肌肉损害，出现RNS和SFEMG异常。在GO患者中，若新斯的明试验和冰袋试验阳性，提示可能合并OMG，但仍需结合临床表现做出综合判断。

既往报道发现，共病的情况常见于年轻女性，较少出现AChR抗体阳性，甲状腺功能通常是正常的。GO通常进展12～18个月后，2/3的患者自行好转，其余20%只接受纠正甲状腺功能治疗的患者症状稳定，而至少13%的患者症状持续恶化且与甲状腺功能状态无关。大多共病的患者MG病程通常较为良性，多数仅需症状性治疗，很少需要使用免疫抑制剂，但也有需要插管及全身性应用激素的病例报道。

对于合并两种疾病的患者应分别予以治疗。对于GO患者，首先可行纠正甲亢的药物治疗、放射性碘治疗或甲状腺切除术。症状严重的患者，予以口服碘、激素以及眼眶放疗，可使2/3的患者得到缓解。若患者对一线治疗反应不佳，可考虑眼眶解压术。对于OMG患者，可首先予以对症治疗，疗效不佳及症状严重者予以激素或联合其他免疫抑制剂治疗，达到最小临床状态后予以缓慢减量，急性期可予以丙种球蛋白或激素冲击治疗，合并胸腺病变者在病情稳定的前提下可考虑胸腺切除术。

七、疾病感悟

GO和OMG在临床上有时很难鉴别，对于出现不典型症状和难治型的OMG或GO患者，应考虑到另一种疾病的可能，两种疾病共病的情况较常见，可综合临床表现和辅助检查进行谨慎的鉴别与诊断，大部分早期就诊的患者预后良好。

（笪宇威　王静思）

参考文献

［1］ Claytor B, Li Y. Challenges in diagnosing coexisting ocular myasthenia gravis and thyroid eye disease [J]. Muscle Nerve, 2021, 63 (5): 631-639.

［2］ Smith TJ, Hegedüs L. Graves' Disease [J]. N Engl J Med, 2016, 375 (16): 1552-1565.

［3］ Gilhus NE, Tzartos S, Evoli A, et al. Myasthenia gravis [J], Nat Rev Dis Primers, 2019, 5 (1): 30.

［4］ Vargas ME, Warren FA, Kupersmith MJ. Exotropia as a sign of myasthenia gravis in dysthyroid ophthalmopathy [J]. Br J Ophthalmol, 1993, 77 (12): 822-823.

［5］ Weinberg DA, Lesser RL, Vollmer TL. Ocular myasthenia: a protean disorder [J]. Surv Ophthalmol, 1994, 39 (3): 169-210.

病例2 先天性肌无力综合征是否合并了重症肌无力

先天性肌无力综合征（CMS）在成人神经科极为罕见，容易误诊为MG，本例MG抗体谱阴性的患者按MG治疗（激素和免疫抑制剂）有效，但始终无法达到最小临床表现；追问病史发现，新斯的明试验显著加重患者病情，高度提示存在CMS可能性。

一、病史

患者，男性，29岁。

【主诉】肢体无力10余年，加重伴呼吸困难2年。

【现病史】患者10余年前（18岁左右）无明显诱因出现双上肢无力，进行性加重，表现为抬举不能超过2min，有晨轻暮重现象，外院诊断为重症肌无力，服用中药（具体不详）后好转90%。随后的8年（19～26岁期间）病情平稳。2年前（27岁）双上肢无力加重，抬举不能超过1min，同时出现双下肢无力感，行走1km即需要休息。某次感冒后出现呼吸困难，当地医院做新斯的明试验，10min后行气管插管并呼吸机辅助通气治疗，转来我院，急诊以"重症肌无力"收入ICU。诊断"肌无力危象"，给予丙种球蛋白0.4mg/（kg·d），连续5d，无效，加用甲泼尼龙冲击同时完成血浆置换6次，呼吸困难明显好转顺利撤机。患者肢体无力仍存在，QMG评分10分。出院后改泼尼松60mg口服，1周后减至30mg，再次出现呼吸困难，将泼尼松加量为60mg后症状呼吸困难逐渐消失，但肢体无力症状无明显改善，QMG评分10分。整体病程中患者无肌肉疼痛和肉跳，无肢体麻木和其他感觉异常，二便正常，体重无明显变化。

【既往史】右侧前臂骨折手术史。

【发育史】生长发育正常，运动里程碑正常。

【家族史】父母非近亲婚配，否认其他家族遗传病史及类似病史。

二、体格检查

体温36.6℃，脉搏66次/min，呼吸14次/min，血压110/75mmHg。内科查体未见异常。

【神经系统查体】神清语利，颅神经检查未见异常。屈颈、转颈力量可，四肢近端肌力为4～4+级，远端为5级，双上肢疲劳试验（＋），四肢肌张力正常，深浅感觉查体未见异常，四肢腱反射（＋），双侧病理征（－）。

三、辅助检查

【血液学检查】血清肌酸激酶（CK）100U/L（正常值：24～195U/L），空腹血糖4.67mmol/L（正常值：3.9～6.1mmol/L），糖化血红蛋白为5.7%，血常规、肝肾功、血清离子、甲状腺功能五项、肌炎抗体谱、抗核抗体谱、肿瘤和副肿瘤标志物均未见明显异常。

【MG致病和相关抗体】AchR抗体、MuSK抗体、LRP4抗体、RyR抗体、Titin抗体均为阴性。

【肌电图检查】NCS：右正中神经运动传导波幅减低（右上肢有手术史）；RNS：左面神经、左副神经低频（3、5Hz）可见波幅递减。

【肺功能】轻度限制性通气功能障碍，用力肺活量（FVC）实际测量值为预测值的68%。肺总量降低，残气量降低，换气功能降低。患者整体病程中反复测量肺功能，FVC最大值为78%，最小值为35%。

【胸腺增强CT】前纵隔胸腺区可见条片状软组织密度影，考虑胸腺增生。

四、进一步检查结果

如图2-1、图2-2所示，全外显子基因测序提示患者存在两个*COLQ*外显子区域的复合杂合突变（c. 175C＞T和c. 706C＞T），分别来自父亲和母亲，其中c. 706C＞T根据ACMG指南被评级为致病变异。

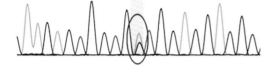

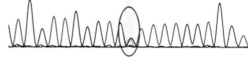

图2-1　chr3：15531076 c. 175 C＞T的杂合变异（反义链）　　图2-2　chr3：15512054 c. 706 C＞T的杂合变异（反义链）

五、病例特点及确定诊断

青年男性，隐匿起病，病程10年。主要表现为双上肢近端对称性肌无力，伴晨轻暮重和疲劳不耐受。随着病情进展逐渐为四肢无力，感冒后出现呼吸肌受累和呼吸机辅助呼吸。发育史、家族史无特殊。主要阳性体征：四肢近端肌力为4～4+级，双上肢疲劳试验（＋）。患者疲劳不耐受、症状晨轻暮重、重频电刺激示低频递减，提示神经肌肉接头处病变；患者起病年龄较早、新斯的明试验症状加重、MG致病性抗体阴性和丙球治疗无效，提示有CMS的可能，全外显子测序最终确定患者为*COLQ*突变导致的CMS。确诊后停用免疫抑制剂，改用沙丁胺醇治疗，患者病情平稳未再复发。但病程中，激素快速减量导致患者呼吸困难再次加重，激素加量后逐渐好转，提示该患者可能同时合并了抗体阴性MG。

六、疾病综述

CMS是以疲劳性肌无力为特征的一组遗传病，根据缺陷基因所编码蛋白在神经肌肉接头（neuromuscular junction，NMJ）的分布和功能，可分为突触前膜蛋白缺陷、突触间隙蛋白缺陷、突触后膜蛋白缺陷、糖基化缺陷和其他罕见类型（图2-3）。目前已经发现超过30余种基因缺陷与CMS相关，较常见的包括以下几种：①原发性AChR缺乏：最常见的类型，由任何AChR亚单位基因隐性突变所致；②*RAPSN*突变，导致AChR群集受损；③*COLQ*突变：导致终板乙酰胆碱酯酶缺乏；④*DOK7*突变：导致异常突触结构的成熟和维持；⑤伴AChR通道开放时间缩短的快通道综合征；⑥伴AChR通道开放时间延长的慢通道综合征。

CMS通常在婴儿出生后至儿童期起病，部分患者成年期起病，以易疲劳和肌无力

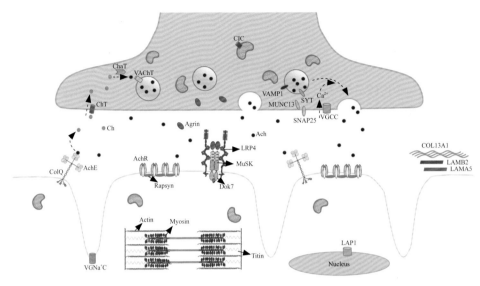

图2-3 导致CMS的NMJ结构和蛋白质分布

为主要表现，可不同程度累及眼外肌、咽喉肌、面肌、肢体肌、呼吸肌等，而心肌和平滑肌通常不受累。目前已有110多例COLQ-CMS报道，其中绝大多数患者在出生时或1岁以内出现症状，少数患者在5～10岁发病，本例患者是迄今为止唯一成人期发病的COLQ-CMS。常见的临床特征是上睑下垂、眼肌麻痹、全身无力和运动发育迟滞，部分患者有面肌和球肌无力。无力症状可具有波动性，出现晨轻暮重、数日或数周内的恶化或缓解现象，以及随其他外界因素如温度或季节相关的波动，感染、发热等应激事件也可能导致患者症状突然加重。

*COLQ*基因编码乙酰胆碱酯酶的胶原尾亚基，将乙酰胆碱酯酶锚定在基底板。因此，当*COLQ*基因突变时，胆碱酯酶无法锚定于突触间隙，乙酰胆碱无法被正常水解，使得乙酰胆碱在突触间隙中的保留时间延长，局部去极化持续时间延长，突触后膜过度兴奋引起终板性肌病；同时由于乙酰胆碱的过度刺激，继发神经末梢萎缩并被施万细胞包裹，最终导致乙酰胆碱释放量减少。胆碱酯酶抑制剂无效或加重病情是COLQ-CMS的一个特点，也有文献报道部分患者可能获得短期获益甚至可出现新斯的明试验阳性，但随后会出现病情恶化，这可能与终板代偿性减少神经递质释放或AChR的数量减少有关。

如果患者易疲劳性肌无力主要累及眼部和球部、发病时间在出生时到幼儿期并且有阳性家族史时，应考虑到CMS的诊断。同时患者对乙酰胆碱酯酶抑制剂的反应若为阳性，则可能有助于诊断。然而某些亚型如DOK7、慢通道综合征和COLQ，可能对胆碱酯酶抑制剂无反应或在用药后出现恶化，低频率（2～5Hz）重复神经电刺激出现递减反应可支持诊断。当表型特征提示CMS由特定基因变异引起时，靶向基因检测或全外显子组测序可识别出致病性基因变异。

COLQ-CMS的治疗可选择沙丁胺醇或麻黄碱，另外，所有亚型的CMS均可发生通气不足，因此呼吸护理是治疗的另一个重要方面，部分患者在家中进行无创通气治疗可获益。

七、疾病感悟

临床疑似MG，病史时间长，抗体阴性的患者，尤其是新斯的明试验无效或加重的患者，要注意有CMS的可能性。本例患者激素快速减量后出现临床症状的反复，加量后症状缓解，提示激素可能有效或者与患者自发缓解重叠，目前尚无CMS和MG重叠的报道，需要进一步临床观察。

（笪宇威　谢乃荣）

参考文献

［1］ Rodriguez Cruz PM, Palace J, Beeson D. Congenital myasthenic syndromes and the neuromuscular junction [J]. Curr Opin Neurol, 2014, 27: 566-575.

［2］ Finsterer J. Congenital myasthenic syndromes [J]. Orphanet J Rare Dis, 2019, 14: 57.

［3］ Mihaylova V, Muller JS, Vilchez JJ, et al. Clinical and molecular genetic findings in COLQ-mutant congenital myasthenic syndromes [J]. Brain, 2008, 131: 747-759.

［4］ Engel AG, Shen XM, Selcen D, et al. Congenital myasthenic syndromes: pathogenesis, diagnosis, and treatment [J]. Lancet Neurol, 2015, 14: 461.

［5］ Finlayson S, Beeson D, Palace J. Congenital myasthenic syndromes: an update [J]. Pract Neurol, 2013, 13: 80-91.

病例3　不典型的慢通道先天性肌无力综合征

一位眼睑下垂、四肢无力的中年女性，一直被诊断为重症肌无力MG并进行治疗；女儿陪母亲就诊时，有同样的临床表现，亦被诊断为MG。家族性MG较为罕见，需要依据病史特点和辅助检查确诊，需要注意除外遗传性疾病先天性肌无力综合征CMS。

一、病史

患者，女性，48岁。

【主诉】四肢无力、眼睑下垂40余年，加重伴呼吸困难、吞咽困难2年余。

【现病史】患者40余年前（7岁）开始双眼睑轻度下垂，走路及跑步速度较同龄人慢，上下楼梯困难。38年前（10岁）双眼睑下垂较前明显，眼球活动不灵活，否认视物成双，同时出现周身乏力，上2～3层楼梯即需休息，双手持物费力。20年前（28岁）出现一过性肢体无力加重至不能行走伴呼吸困难，当地医院诊断为"肌无力"，予口服"激素"治疗（具体不详）1周，呼吸困难缓解后自行停药，肢体无力未恢复至加重前状态，周身乏力、眼睑下垂症状逐渐加重，近5年不能完成家务活动。近2年患者肢体无力明显加重，起床、翻身困难，抬头无力，持碗筷费力，刷牙中途需停下休息，行走需他人搀扶，且无法上下楼梯。同时出现轻度呼吸困难、饮水呛咳、吞咽困难，说话音量较前明显减弱。患者多次就诊于当地医院，考虑"重症肌无力"，予溴吡斯的明口服，每天180mg，每次服药后自觉呼吸困难症状可好转，肢体无力及眼睑下垂症状无明显变化。

【既往史】出生及生长发育正常，自幼运动能力较同龄人差，高血压病史2年，糖尿病史2年，高脂血症2年；24年前行阑尾炎手术；8年前行子宫摘除术。

【个人生活史】出生于北京，离异再婚，两任丈夫情况不详，育有两女。大女儿30岁，出生时即起病，喂养困难、呛奶，运动发育迟缓，2岁多学会走路，目前行走困难，不能完成家务活动，生活尚可自理。小女儿24岁，出生时无症状，1岁学会走路，学龄期起病，跑步较同龄人慢，易疲劳，13岁时出现眼睑下垂、肢体无力，目前日常生活尚不受影响，但不能跑步，上下楼梯较费力。

【家族史】患者父亲（图3-1，Ⅰ-1）生前否认无力表现，死亡原因不详。母亲（Ⅰ-2）有肢体无力、易疲劳症状，起病时间不详，53岁时因"肺结核"去世。哥哥（Ⅱ-1）童年起病，走路易摔倒、不能跑步，18岁时死于车祸。姐姐（Ⅱ-2）童年起病，症状类似，43岁时死于尿毒症、心脏病。妹妹（Ⅱ-6）47岁，无肢体无力等症状，有癫痫病史，其女儿（Ⅲ-3）和外孙（Ⅳ-1）均体健。

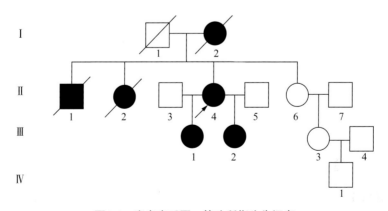

图3-1　患者家系图，箭头所指为先证者

二、体格检查

【入院查体】内科查体未见异常。

【神经科查体】神志清楚，声音微弱，双眼睑下垂，双眼球外展及上视不充分，否认复视。闭目鼓腮力弱，转颈、耸肩力弱。颈伸肌2级，颈屈肌3级，双上肢近端肌力3级，远端肌力3-级，双下肢近远端肌力3级，足背屈、跖屈肌力3级，四肢腱反射减弱，病理反射阴性。

三、辅助检查

【实验室常规检查结果】血常规、肝肾功能、电解质、甲状腺功能、免疫指标、凝血、肿瘤指标检查均未见明显异常。重症肌无力抗体AchR、MuSK抗体均阴性。肺功能：重度限制性通气功能障碍。血气分析：pH 7.4，PO_2 70mmHg，PCO_2 47mmHg。胸部CT：双肺陈旧病灶，未见胸腺区异常病变。超声心动图：左室舒张功能减低，射血分数71%。

【电生理检查结果】患者四肢神经传导检查未见明显异常，未见重复的复合肌肉动作电位（repetitive compound muscle action potential，R-CMAP）。针极肌电图胫前肌和股四头肌呈肌源性损害。重频电刺激可见右面神经、副神经、尺神经低频（3、5Hz）呈递减26%~47%（图3-2）。

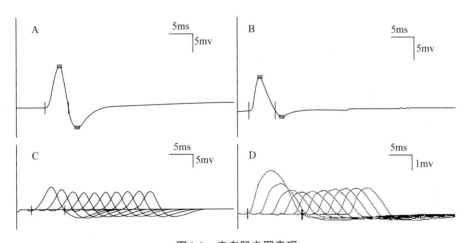

图3-2 患者肌电图表现
A. 右侧胫神经刺激未发现R-CMAP；B. 右侧正中神经刺激未发现R-CMAP；
C. 右侧尺神经3Hz重复频率刺激可见递减26%；D. 右侧副神经5Hz重复频率刺激可见递减47%

四、进一步检查及结果

【家系采集】

大女儿查体：双眼睑下垂，双眼球各方向活动受限，无复视。面肌无力，颈屈肌和伸肌3级，上肢近远端肌力2级，下肢近远端肌力3级。全身消瘦，脊柱侧弯，走路臀中肌步态。

小女儿查体：轻度眼睑下垂，双眼球各方向活动受限，无复视。面肌无力，颈屈肌和伸肌4级，四肢近远端肌力4级。

患者两个女儿血常规、肝肾功能、电解质、甲状腺功能、凝血指标均未见明显异常，AchR和MuSK抗体均阴性。两个女儿的神经传导检查均未发现R-CMAP，大女儿右尺神经重频电刺激低频递减40%，二女儿右尺神经重频电刺激低频递减29%。

患者小女儿17岁时（此次就诊前7年）曾因四肢无力至我院就诊，隐瞒家族史，左侧肱二头肌活检可见肌纤维大小不均匀，萎缩肌纤维呈角形、散在分布。结缔组织无明显增生，氧化酶分布均匀，PAS和油红O染色正常，NSE染色可见角形萎缩肌纤维深染，萎缩肌纤维累及2型，无群组化现象（图3-3）。

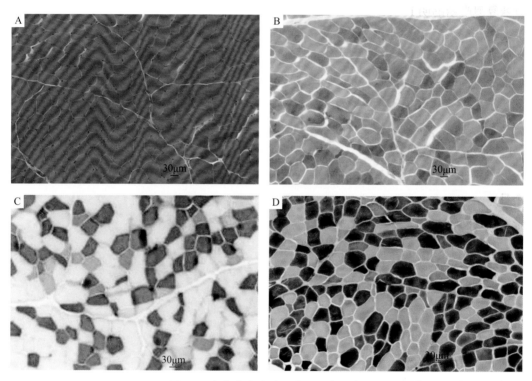

图3-3　患者小女儿肱二头肌肌肉活检

A. HE染色可见肌纤维大小不均匀，萎缩肌纤维呈角形散在分布，结缔组织无明显增生；
B. NSE染色可见角形萎缩肌纤维深染；C. ATP 4.6染色；D. ATP 9.6染色：萎缩肌纤维累及两型，无群组化现象

明确临床表型后建议患者完善全外显子基因测序，发现 *CHRNE* 基因exon8存在c.835G＞T杂合突变，导致p.εV279F（HGVS：Human Genome Variation Society命名规则；既往命名为p.εV259F）。经一代测序验证，患者的两个女儿均携带相同位点杂合突变。

五、确定诊断及治疗随访

此突变（*CHRNE* p.εV259F）位于AChR ε亚单位M2 domain离子通道中心位置，已被证实为先天性慢通道肌无力综合征的致病突变。故此患者及两个女儿基因确诊为

先天性肌无力综合征-慢通道综合征。

　　明确诊断后，理论上溴吡斯的明会加重慢通道肌无力综合征的无力症状，故停用溴吡斯的明。停药后患者肌无力加重，呼吸困难明显，恢复溴吡斯的明口服，每天180mg，同时给予氟西汀口服，每天20mg，患者无力症状逐渐减轻。氟西汀逐渐加量至每天60mg〔1.5mg/（kg·d）〕，无明显不良反应。6个月后随访：患者可自主行走200m，吞咽、呼吸正常。查体：眼睑下垂，眼动无改善，面肌无力，颈肌4级及四肢近端肌力4级，四肢远端肌力4-级至4+级。患者好转明显再次停用溴吡斯的明，停药后24小时患者再次加重，出现憋气，四肢肌力较停药前下降，颈肌及四肢近端3级。自行恢复溴吡斯的明1周后随访肌力恢复至停药前水平。患者主观感觉、客观查体均显示溴吡斯的明有改善作用。

　　给予患者大女儿氟西汀每天20mg，逐渐加量至每天50mg〔1.5mg/（kg·day）〕。6个月后行走距离明显延长，仍不能跑步。双眼睑下垂，双眼球活动无变化，面肌无力，颈肌及上肢近端肌力3级，上肢近端肌力3级，双上肢远端肌力2级，下肢近端肌力3级，远端4级。加用溴吡斯的明，每次30mg，每天3次，1周后复诊患者自觉症状好转。眼睑下垂及眼球无变化，面肌无力稍好转，颈肌4级及四肢远近端肌力4级。

　　给予患者二女儿氟西汀每天20mg，逐渐加量至每天60mg〔1.5mg/（kg·day）〕。6个月后其肢体无力和疲劳现象明显改善，可跑步、爬山，肢体肌力恢复至5级。试用溴吡斯的明口服，每次30mg，一天两次，服用1周无明显变化后停用。

六、疾病综述

　　CMS是神经肌肉接头传递障碍、以肌肉疲劳性无力为特征的一类疾病，目前已发现至少33个突变基因。乙酰胆碱受体是由5个同源亚单位（α1）2β1δε组成，配体门控的阳离子通道。约50%的CMS是因为编码乙酰胆碱受体（acetylcholine receptor，AChR）的基因突变。常染色体显性遗传先天性肌无力综合征，目前仅有慢通道先天性肌无力综合征与突触前膜2个蛋白（synaptotagmin 2和S突触小体相关蛋白25）缺陷且常染色体显性遗传方式。

　　AChR基因突变导致AChR对乙酰胆碱的亲和力增强和（或）AChR通道开放效能增强，微终板电位衰减减慢，通道开放时间延长，故称为慢通道肌无力综合征（slow-channel CMS，SCCMS）。突变的AChR通道可在无乙酰胆碱的情况下自发开放，导致AChR脱敏，持续通道开放造成突触后膜的去极化阻滞。通道长时间开放造成突触后膜区域钙离子超载，进而造成终板性肌病（endplate myopathy），表现为突触后膜的皱褶退化，AChR脱落，突触间隙增宽，神经肌肉接头的安全界限（safety margin）受损。

　　SCCMS具有两个重要临床诊断线索：①单次神经电刺激可出现多个复合肌肉动作电位；②患者通常对胆碱酯酶抑制剂（AChEI）治疗无效，甚至病情加重，使用长效离子通道阻断剂（氟西汀、奎尼丁）效果良好。本例患者之前被误诊为重症肌无力，部分原因是溴吡斯的明治疗有效，且电生理检查未发现R-CMAP，这些非典型临床特征可能是造成此患者长期误诊的原因。查阅文献发现也有类似报道，但机制不清。

这一家系明确诊断为先天性慢通道肌无力综合征（*CHRNE* p. εV259F），该家系中三人多次肌电图检查均未发现R-CMAP。从第一例先天性慢通道肌无力综合征被报道以来，R-CMAP一直是慢通道综合征的重要特征。文献报道波兰的一名男性患者携带相同的突变εV259F，两次肌电图检查均未发现R-CMAP，提示R-CMAP缺失可能与突变位点相关。但相同位点不同氨基酸突变（εV259L）患者却明确检测出R-CMAP，说明突变位置不能解释有无R-CMAP的问题。从机制上分析，在肌肉钠离子通道不应期结束后突触后膜终板电位仍高于动作电位的阈值，可出现第二次动作电位，肌电图可检测到R-CMAP。肌肉组织钠离子通道的绝对不应期为2.2~4.6ms，动作电位的阈值为−55~−50mV，膜电位为−80mV。基因突变导致AChR通道开放时间延长，微终板电流量增加，微终板电位升高，终板电位波幅增加，持续时间延长，如果终板电位在4.6ms后仍超过25mV可产生第二次动作电位。本例患者携带的εV259F突变导致开放时间延长4.37倍，统计文献中报道的不出现R-CMAP的平均AChR通道开放时间是正常的（3.84±0.65）倍，出现R-CMAP的平均开放时间是正常的（8.68±2.82）倍，说明AChR通道开放时间延长足够长才能出现R-CMAP。εV259F突变同时降低了AChR在细胞膜上的表达，AChR通道数量下降，通道开放时间相对较短，微终板电流衰减快，终板电位在钠离子通道不应期结束后低于动作电位阈值，故εV259L突变不出现R-CMAP。提示临床慢通道综合征患者肌电图检查不一定发现R-CMAP，是否出现由突变的AChR通道开放时间和通道数量决定。

本患者使用离子通道阻滞剂症状缓解不充分，加用溴吡斯的明治疗可进一步改善症状，这与既往溴吡斯的明对加重SCCMS的理解不同。为除外患者个人原因，在充分知情同意下给予两个女儿试用溴吡斯的明，大女儿同样有改善作用，小女儿无明显作用。推测有效的两个患者因延误治疗时间长，突触后膜破坏严重，AChR数量减少，通道阻滞剂缩短了AChR通道开放时间，在AChR数量明显减少的情况下，减低了微终板电流和终板电位，影响了动作电位的产生。加用AChEI调节AChR通道的开放数量和开放时间达到相对平衡的状态，一定程度上提高了神经肌肉接头的传递能力。AChEI和氟西汀的作用需要达到动态平衡，如何能保证AChR的开放同时避免过长开放造成的损害，需要进一步研究。

七、疾病感悟

本例患者表现为进行性加重的全身型无力，累及眼外肌、面肌和四肢肌肉，有疲劳不耐受现象，溴吡斯的明治疗部分有效，肌电图重频刺激波幅递减现象，均符合重症肌无力特征，也因此被误诊 20 余年，但详问病史，患者自幼发病，家系中 3 代人均患病，且均在 10 岁前发病，故应考虑遗传性疾病可能，后经基因检测证实；其女儿曾因四肢无力就诊，因隐瞒病史，虽行肌肉活检仍未能明确诊断。这也再次提示我们，无论何时，详细准确的病史仍是正确诊断疾病不可替代的法宝。另外，这个病例也提醒我们，R-CMAP 和胆碱酯酶抑制剂治疗无效虽然是先天性慢通道肌无力综合征的两个重要临床诊断线索，但仍有个体差异，无上述特征也不能除外 SCCMS。

（邸 丽）

参考文献

［1］ 中华医学会神经病学分会, 中华医学会神经病学分会神经肌肉病学组. 成人晚发型糖原累积病 Ⅱ 型 (蓬佩病) 诊疗中国专家共识 [J]. 中华神经科杂志, 2021, 54 (10): 994-1000.

［2］ Kuperus E, Kruijshaar ME, Wens SCA, et al. Long-term benefit of enzyme replacement therapy in Pompe disease: a 5-year prospective study [J]. Neurology, 2017, 89: 2365-2373.

［3］ Chan J, Desai AK, Kazi ZB. The emerging phenotype of late-onset Pompe disease: a systematic literature review [J]. Mol Genet Metab, 2017, 120: 163-172.

［4］ Quinlivan R, Buckley J, James M, et al. McArdle disease: a clinical review [J]. J Neurol Neurosurg Psychiatry, 2010, 81: 1182-1188.

［5］ Van der Ploeg AT, Clemens PR, Corzo D, et al. A randomized study of alglucosidase alfa in late-onset Pompe's disease [J]. New Engl J Med, 2010, 362 (15): 1396-1406.

病例4 Lambert-Eaton综合征是否合并了重症肌无力

以视物双影、肢体疲劳不耐受为特征的疾病，除了重症肌无力（MG）外，还需考虑其他神经肌肉接头疾病——Lambert-Eaton 肌无力综合征（LEMS）、先天性肌无力综合征和肉毒中毒，罕见情况下，患者可能同时出现 LEMS 和 MG。

一、病史

患者，男性，39 岁。

【主诉】 视物重影、肢体无力 4 年余。

【现病史】 患者 4 年前出现视物重影，上楼梯费力，平地行走慢，不能跑跳。症状无明显波动性。3 年半出现双上肢疲劳不耐受，洗头时上肢酸累，咀嚼乏力，进食缓慢，自觉颈部无力，劳累后轻度喘憋，无吞咽困难及饮水呛咳。重症肌无力抗体 AChR

和MuSK阴性，肌电图：右面神经、桡神经、副神经、腋神经低频递减，右副神经高频递增291%，外院诊断"重症肌无力"，给予溴吡斯的明口服（每次60mg，每天4次）及他克莫司口服（每次1mg，每天2次）治疗。咀嚼乏力完全缓解，视物呈双好转，仅劳累后出现视物重影，肢体无力改善不明显。3年前，嘱他克莫司加量至每次3mg，患者上肢疲劳不耐受消失，行走较前变快，仍不能上楼及跑跳，出现口渴、便秘、性功能减退。2年前患者至第二家医院就诊，重频电刺激小指展肌低频递减，高频递增1006%，诊断为Lambert-Eaton综合征，嘱他克莫司加量至每次2mg（每天2次）、溴吡斯的明减量至每次30mg（每天4次），患者下肢无力好转，可跑200m、爬4层楼，口渴、便秘、性功能减退明显改善，活动后仍有轻度喘憋，近1年自行停用他克莫司，单用溴吡后症状改善不佳，间隔3~4h后出现视物重影，下肢乏力明显。为进一步诊治收入我院。发病以来，患者饮食、睡眠、小便正常，大便便秘，无体重下降。

【既往史及家族史】 否认慢性病病史、免疫病及肿瘤病史，无吸烟饮酒史。父亲体健，母亲患有"银屑病"，一个妹体健。

二、体格检查

卧位血压：132/76mmHg，心率：67次/min。立位1min血压：130/79mmHg，心率：70次/min。

患者神志清楚，言语流利，双眼睑无下垂，上睑疲劳试验60s出现下垂。双眼球活动正常，左右视55s出现复视。双瞳孔等大正圆，光反射灵敏。闭目鼓腮有力，舌肌正常。转颈5级，颈伸肌5级，颈屈肌4级，四肢远近端肌力5级，肢体疲劳试验：上肢平举195s，下肢平卧抬起45s，平卧抬头65s，四肢腱反射未引出，活动后腱反射可引出，双侧Babinski征阴性。

三、辅助检查

【常规检查结果】 血常规、肝肾功能、电解质、甲状腺功能、凝血未见异常。免疫相关指标：免疫五项、风湿三项、血沉、ANCA、抗心磷脂抗体、抗核抗体谱均正常。血气分析：pH 7.37、PaO_2 68.5mmHg↓、$PaCO_2$ 42.5mmHg；肺功能：正常，FEV_1/FVC 82%。

【电生理检查结果】 四肢神经传导：双正中、尺神经运动传导波幅降低，感觉传导未见异常。针极肌电图：三角肌、第一骨间肌、股四头肌、胫前肌未见异常。重频电刺激：右尺神经低频（5Hz）递减15.8%（图4-1 A），可见第5波后波幅有回升表现；高频递增561.9%（图4-1 B）。

新斯的明试验及10s大力试验尺神经运动波幅变化见图4-2。

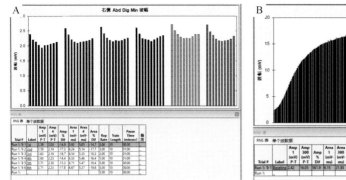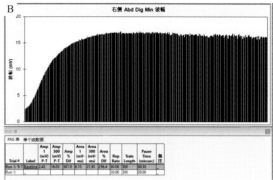

图 4-1　电生理检查结果

A. 右侧尺神经 5Hz 电刺激可见波幅递减，平均为 15.8%；B. 右尺神经 30Hz 高频刺激波幅递增 561.9%

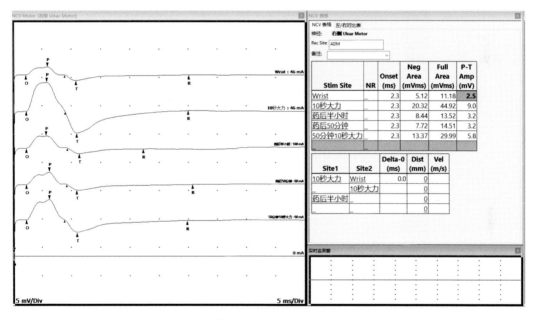

图 4-2　新斯的明试验及 10s 大力试验结果

右侧尺神经运动传导波幅为 2.5mV，10s 大力运动后波幅上升至 9.0mV，增高超过 100%。给予新斯的明后 30min 右侧尺神经运动传导波幅为 3.2mV，给药后 50min 右侧尺神经运动传导波幅无变化，仍为 3.2mV。再次行 10s 大力运动试验，波幅上升至 5.8mV

　　为确定溴吡斯的明的效果，停用溴吡斯的明口服，患者肢体疲劳不耐受程度较前加重，并出现自发复视。停用 24h 后，行新斯的明试验，注射前 QMG 评分为 7 分，60min QMG 评分为 4 分，较前改善 43%，结果为可疑阳性。具体见表 4-1。

18　宣武神经肌肉疾病病例精粹

表4-1　新斯的明试验前后QMG评分

项目	分值 无 0	轻度 1	中度 2	重度 3	QMG评分 用药前	用药20min	用药40min	用药60min
左右视出现复视（s）	61	11～60	1～10	自发	1（55）	0	0	0
上视上睑下垂（s）	61	11～60	1～10	自发	0	0	0	0
眼睑闭合	正常	闭合抗阻力部分阻力	闭合不能抵抗阻力	不能闭合	0	0	0	0
吞咽100mL水	正常	轻度呛咳	严重呛咳或鼻腔反流	不能完成	0	0	0	0
数1～50出现构音障碍	无	30～49	10～29	9	0	0	0	0
坐位右上肢抬起90°（s）	240	90～239	10～89	0～9	1（195）	1（195）	1（210）	0（240）
坐位左上肢抬起90°（s）	240	90～239	10～89	0～9	1（195）	1（210）	1（225）	0（240）
肺活量（%预计值）	≥80	65～79	50～64	<50	0（82%）	0	0	0
右手握力（男，kg）	≥45	15～44	5～14	0～4	1（36）	1（36）	1（36）	1（40.5）
左手握力（男，kg）	≥35	15～34	5～14	0～4	0（36）	0（36.2）	0（36.5）	0（36.9）
平卧位抬头（s）	120	30～119	1～29	0	1（65）	1（65）	1（80）	1（80）
平卧位右下肢抬起（s）	100	31～99	1～30	0	1（38）	1（45）	1（45）	1（60）
平卧位左下肢抬起（s）	100	31～99	1～30	0	1（45）	1（57）	1（57）	1（60）
QMG总分					7	6	6	4

四、进一步检查

重症肌无力抗体（放免法）：AchR、MuSK、LRP4抗体阴性，VGCC抗体（放免法）：38.436pmol/L（正常值≤30pmol/L），肿瘤标志物、副肿瘤抗体谱：正常；胸部CT：双肺陈旧病灶，未见双肺、纵隔及胸腺区异常占位性病变。全身PET-CT：未见明显异常。

五、病例特点及确定诊断

患者以眼外肌无力症状起病，伴有四肢近端疲劳不耐受，颈部、咀嚼及呼吸费力，病程4年余，近3年出现自主神经症状。胆碱酯酶抑制剂和免疫治疗部分有效，电生理检查可见低频递减和高频递增。MG抗体阴性。查体也可见疲劳不耐受和腱反射易化现象。

目前依据波动性肢体无力＋自主神经症状＋腱反射消失，VGCC抗体升高、特征性的高频递增特点，LEMS诊断明确，病程4年余未发现合并肿瘤和其他免疫疾病。通常LEMS对胆碱酯酶抑制剂效果不佳，此患者对溴吡斯的明和他克莫司治疗反应较好，从眼外肌起病的病程特点，虽然MG抗体阴性，但仍不能除外合并MG的可能。

六、疾病综述

LEMS是一种累及神经肌肉接头突触前膜电压门控钙离子通道及兴奋-收缩耦联过程的自身免疫性疾病。该病的临床特征是肢体无力、自主神经症状和腱反射减低。LEMS多发生于男性（发病率为59%～70%），平均发病年龄60岁。47%～62%的LEMS患者合并恶性肿瘤，其中，小细胞肺癌（small-cell lung cancer，SCLC）最常见，个别合并胸腺瘤。肌无力常见于发现恶性肿瘤前数月至数年。非肿瘤性LEMS（non-tumor LEMS，NT-LEMS）有两个发病高峰（35岁和60岁），可能合并其他自身免疫性疾病，如甲状腺功能低下或亢进、Sjögren综合征、类风湿关节炎、系统性红斑狼疮及重症肌无力等。

85%的LEMS患者血清P/Q型电压门控钙离子通道抗体阳性，SCLC-LEMS患者几乎达100%；约30%的患者可发现N型VGCC抗体，或同时存在这两种抗体。推荐放免法作为检测VGCC抗体的方法。此外，存在SOX-1抗体也提示SCLC-LEMS。但VGCC抗体特异性不强，可出现在其他免疫性疾病、副肿瘤综合征、ALS患者，以及健康人中。LEMS患者偶见血清AChR抗体增高，Lennon发现13%的LEMS患者AChR抗体阳性，3%的MG患者中VGCC抗体阳性。

LEMS患者神经传导检查可见运动神经CMAP波幅下降，运动后动作电位波幅明显增加，此现象称为运动后易化。重复频率电刺激可见低频（2～5Hz）递减和高频递增，波幅增加100%以上为阳性，波幅增加60%对诊断LEMS敏感性达97%，特异性为

99%。10s大力运动试验，运动神经传导波幅增高超过25%时高度怀疑本病，超过100%可确诊，敏感性达84%～96%，特异性达100%。针极EMG可见小的多相运动单位电位数目增加，单个肌肉复合动作电位波幅明显降低。因此容易被误诊为肌源性损害。

本病的诊断主要根据肢体近端肌无力、自主神经症状及腱反射减低典型临床三联症；用力收缩后肌力短暂增强、腱反射恢复，持续收缩后呈病态疲劳；血清VGCC抗体阳性、肌电图高频重复电刺激高频递增，可诊断LEMS。本病临床上应注意与MG鉴别。MG患者是下行发展的，从眼外肌起始逐渐向咽部、上肢、下肢发展，90%的MG患者以眼咽部症状起病，仅有5%的LEMS患者以眼部症状起病。MG患者通常不伴有自主神经功能障碍和腱反射减低。

部分患者为MG合并LEMS，同时存在MG的眼部症状、胆碱酯酶抑制剂治疗反应好及LEMS的自主神经症状、反射减低及易化现象，AChR抗体或Musk抗体和VGCC抗体均呈阳性。电生理检查可见到LEMS的典型表现，运动神经传导的CMAP波幅减低，低频刺激可见持续性低频递减，高频刺激可见波幅升高超过100%。部分患者发现恶性肿瘤，可能产生VGCC和AChR两类抗体或同时结合两个抗原表位的抗体。神经肌肉接头的研究显示：每个神经冲动的ACh释放明显减少，12%的AChR上可见IgG附着，但未见AChR数量减少。

针对LEMS患者，首先需排查肿瘤，胸部CT检查、^{18}FDG全身正电子发射断层扫描（PET）是筛查肿瘤的有效手段；胸片敏感性不足，不宜用于筛查。91%的SCLS在LEMS诊断3个月内被发现，96%SCLC在1年内被发现。

LEMS的治疗取决于病因。对症治疗包括3,4-二氨基吡啶（3,4-diaminopyridine，3,4-DAP）、吡啶斯的明、盐酸胍。自身免疫性LEMS应用免疫治疗；肿瘤性LEMS肿瘤治疗是首选。

【对症治疗】3,4-DAP是LEMS患者的首选用药，2009年12月在欧洲首次被批准，2010年被欧洲神经学会推荐作为LEMS的一线对症治疗。二氨基吡啶是可逆性突触前膜钾离子通道抑制剂，通过阻滞神经末梢K^+通道，延长动作电位持续时间，使Ca^{2+}通道开放时间延长，Ca^{2+}内流增加，从而增加突触前膜ACh释放。也有证据表明，它直接作用于VGCC的β亚基。常规剂量为10～20mg/d，分4次口服，可单独服用或与溴吡斯的明合用，可改善肌无力及自主神经功能。

阿米吡啶（amifampridine phosphate）是3,4-DAP的磷酸盐形式，稳定性好，可室温贮存。美国FDA于2018年11月批准amifampridine（商品名Firdapse）用于成人LEMS。成人使用阿米吡啶的推荐起始剂量为每天15～30mg口服，分3～4次使用。可根据效果和耐受情况逐渐增加药物剂量，每3～4天增加5mg/d。最大单次剂量为20mg，批准的每日最大剂量为80mg。有肾脏或肝脏损伤的患者，推荐的阿米吡啶起始剂量为一次5mg，每天3次。对于体重不足45kg的儿童，推荐起始剂量为7.5～15mg/d，分2～3次给药，随后可酌情每3~4天增加2.5~5mg，最大剂量为一次15mg或50mg/d。

3,4-DAP几乎不能渗透入中枢神经系统，因此耐受性最好，在常规治疗剂量时的副作用轻微，主要是口周和肢体感觉异常，见于50%~60%的患者，也可出现恶心、腹痛、腹泻、肝酶升高和室上心动过速、QT间期延长等不良反应。3,4-DAP可引起癫痫发作，尤其是使用高剂量时，阿米吡啶药品说明书中将癫痫病史作为禁忌证。在大多数试验中，癫痫病史是排除条件，因此有关癫痫患者的数据有限。对于合并癫痫的症状性LEMS患者，如果在权衡利弊后考虑适合用药，应谨慎使用最低有效剂量的3,4-DAP。重症哮喘患者使用3,4-DAP时也应谨慎。

盐酸胍（guanidine hydrochloride）也是突触前膜钾离子通道抑制剂，但副作用限制了该药的使用，不推荐将其作为一线治疗用药。盐酸胍的副作用包括骨髓抑制、肾毒性及消化道症状等；起始剂量为5~10mg/（kg·d），分3~4次给药，按需逐渐增加。每日剂量不超过1000mg可以降低不良反应风险。使用盐酸胍时需要常规监测血液系统、肝脏和肾脏指标，尤其是总剂量高于1000mg/d时。

吡啶斯的明也有部分缓解症状作用，尽管一项小型临床试验没有发现吡啶斯的明联合3,4-DAP使用，与单独使用3,4-DAP相比有所改善。吡斯的明可与盐酸胍联合使用，一项观察性研究发现，吡啶斯的明与小剂量盐酸胍联合用药有效，比单用大剂量盐酸胍安全。

对于不伴肿瘤或肿瘤已经治疗过的LEMS患者，如果存在中重度肌无力且对症治疗后无显著改善，建议采用免疫调节治疗。建议首选静脉用免疫球蛋白（intravenous immune globulin，IVIg）。总剂量为2g/kg，分2~5d给药。此药既能改善临床症状，也能减少VGCC抗体。一项关于IVIg治疗LEMS的随机试验使用IVIg 1g/（kg·d）2d或安慰剂，发现IVIg治疗组肢体肌力、呼吸肌肌力和延髓支配肌肉力量的改善有统计学意义，但静息CMAP波幅的改善无统计学意义。治疗效果在2~4周达到高峰，可持续8周。建议在患者不能耐受IVIg或IVIg治疗无效、病情严重时进行血浆置换。泼尼松、硫唑嘌呤联合治疗的有效性在回顾性研究和部分前瞻性研究中得到证实。70%的患者需要泼尼松和免疫抑制剂联合治疗，43%的患者在治疗3年内实现了持续的临床缓解。

七、疾病感悟

本例青年男性患者，病史4年余，未发现肿瘤征象，故考虑其免疫介导的可能性大，最终诊断为非肿瘤性LEMS；患者表现为"下行性"起病形式，即先出现眼外肌受累表现，后出现四肢疲劳，同时对胆碱酯酶抑制剂反应好，虽然MG致病性抗体阴性，不能除外合并抗体阴性MG的可能性。

（邱 丽）

参考文献

[1] Schoser B, Eymard B, Datt J, et al. Lambert-Eaton myasthenic syndrome (LEMS): a rare autoimmune presynaptic disorder often associated with cancer [J]. J Neurol, 2017, 264 (9): 1854-1863.

[2] Lennon VA. Serologic profile of myasthenia gravis and distinction from the Lambert-Eaton syndrome [J]. Neurology, 1997, 48: S23-S27.

[3] Wirtz PW, Sotodeh M, Nijnuis M, et al. Difference in distribution of muscle weakness between myasthenia gravis and the Lambert-Eaton myasthenic syndrome [J]. J Neurol Neurosurg Psychiatry, 2002, 73 (6): 766-768.

[4] Sano M, Lambert EH, McCormick OJ, et al. Muscle acetylcholine receptors complexed with autologous IgG reflect seropositivity but not necessarily *in vivo* binding [J]. Neurology 1992; 42: 218-222.

[5] Maddison P, Lang B, Mills K, et al. Long term outcome in Lambert-Eaton myasthenic syndrome without lung cancer [J]. J Neurol Neurosurg Psychiatry, 2001, 70 (2): 212-217.

病例5 抗SRP抗体阳性坏死性肌病

随着心脑血管疾病筛查的普及和规范化一级二级预防的开展，越来越多的患者开始服用他汀类药物，临床也逐渐关注到他汀类药物的不良反应，尤其是伴随肌酶升高的他汀相关免疫介导性坏死性肌病。

一、病史

患者，男性，55岁。

【主诉】双下肢无力6个月。

【现病史】6个月前患者发现双下肢无力，表现为抬腿和上楼梯费力，跑步易摔跤，费力，左侧重于右侧，平地行走正常，蹲起和起床正常，伴双大腿后侧发酸，晨起后僵硬，活动半小时后僵硬感消失。1个月前患者出现蹲起、起床费力，平路行走速度稍慢，低头、上肢抬起稍费力，发现四肢肌肉萎缩，无麻木疼痛，无抽筋肉跳。病程中患者无言语不清及吞咽困难，活动后无喘憋或呼吸困难。发病以来，患者精神可，饮食、睡眠正常，二便正常。

因患者血脂升高口服"瑞舒伐他汀10mg/d"治疗12个月后，发现其肝酶升高（＞100U/L），入院前3个月停药，自身免疫性肝炎抗体、肝脏超声检查正常；肝酶升高后20个月，患者出现下肢无力。

【既往史】糖尿病、慢性乙肝病史，肝功能正常。

个人史及家族史无特殊。

二、体格检查

体温36.5℃，脉搏78次/min，呼吸18次/min，血压135/68mmHg。两肺呼吸音清，未闻及干湿啰音。心率78次/min，律齐，未闻及病理性杂音。腹部平软，肝脾肋下未触及。

【神经系统查体】神清，语利，颅神经检查正常。屈颈4级、伸颈和转颈5级，双侧肩外展4级，屈肘伸肘5级，双上肢远端肌力5级，双侧伸屈髋4级、伸膝5级、屈膝4级，双下肢远端肌力5级，蹲下起立困难，足尖足跟行走正常。四肢肌张力减低，四肢肌容积均减少。四肢深浅感觉正常。双侧共济运动正常。四肢腱反射未引出。双侧病理征阴性。

三、辅助检查

【血液学检查】血常规、肾功能、电解质、甲状腺功能全项、血沉、抗中性粒细胞胞质抗体、肿瘤全项未见异常；血生化：ALT 140U/L（5～40U/L）、AST 196U/L（8～40U/L）、CK 4934U/L（24～195U/L）、LDH 789U/L（109～245U/L）；CK-MB 413ng/mL（0～4.88ng/mL）、Myo＞1000ng/mL（0～65.8ng/mL）、cTnI 0.028ng/mL（0～0.02ng/mL）；抗核抗体谱：抗核抗体：1：320（胞质颗粒型）。

【肺功能】FCV 85%，轻度限制性通气功能障碍；肺总量降低，残气量降低；换气功能降低。胸部CT：肺间质病变合并感染可能。

【心电图】窦性心律；心电轴左偏；Q-T间期延长；肢体导联低电压；V2～V6导联可见U波。超声心动图：主动脉瓣钙化。

【关节X线片】双手、腕关节、肩关节退行性变，未见关节腔狭窄、关节破坏、增生等关节炎表现。

【肌电图】神经传导未见明显异常，针极肌电图肌源性损害；双胫前肌、双股四头肌、右三角肌轻收缩时限缩短、波幅稍低。

【双下肢肌肉MRI】双大腿肌群、双侧短收肌、大收肌、臀大肌异常信号（图5-1）。

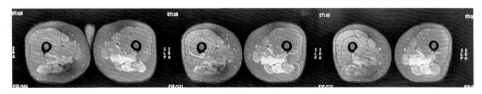

图5-1 双大腿肌肉MRI压脂像可见双侧大腿后群肌肉异常信号

四、进一步检查

【特发性炎性肌病抗体谱】抗SRP抗体＋＋＋。

【左侧股四头肌活检】肌肉组织主要病理改变为肌束衣及肌内衣结缔组织可见轻度增生，部分肌束衣小血管管壁增厚、管腔狭窄，血管周围未见炎细胞浸润，肌内衣可见一个灶性炎细胞浸润；肌束内肌纤维大小不等，萎缩肌纤维呈圆形或角形，散在分布，可见较多变性、坏死、吞噬和再生肌纤维，可见少量固缩核团块；免疫组化染色可见少量CD4＋、CD8＋细胞和CD68＋细胞，CD20（－），MHC-1少数肌纤维膜表达上调，MAC少数肌纤维部分细胞膜（＋），见图5-2。

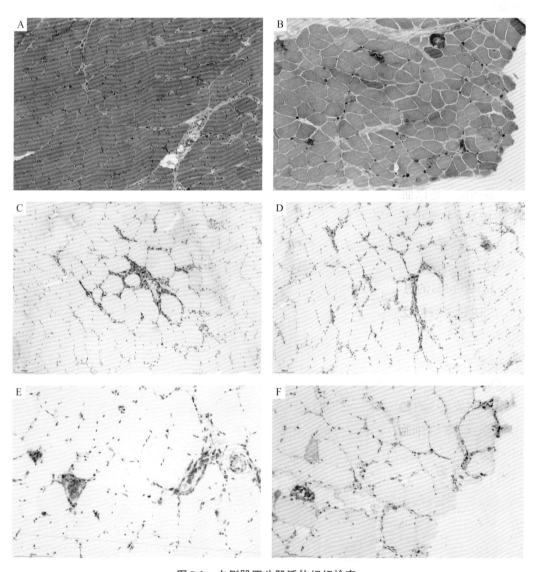

图5-2　左侧股四头肌活体组织检查

A．HE染色可见变性、坏死、再生肌纤维；B．NSE染色可见较多吞噬坏死肌纤维；C．少量CD4＋炎细胞围绕肌纤维；
D．少量CD8＋炎细胞；E．少量CD68＋炎细胞侵入肌纤维；F．部分肌纤维膜MAC沉积

五、病例特点及确定诊断

本例患者为中年男性，隐匿起病，病程6个月。口服"瑞舒伐他汀"12个月后发现肝酶升高，肝酶升高后20个月出现下肢无力。主要表现为对称性双下肢近端无力，伴肌肉轻度疼痛、肌肉萎缩。查体发现颈部及四肢近端肌力4级、肌张力减低、肌容积减少、腱反射未引出。检查提示CK明显升高；抗SRP抗体+++；肌电图提示四肢近端肌源性损害，肌肉MRI提示肌肉水肿信号；病理活检提示肌肉大量变性、坏死、吞噬和再生肌纤维，无炎细胞浸润；符合抗SRP抗体介导坏死性肌病诊断。

六、疾病综述

免疫介导性坏死性肌病（immune-mediated necrotizing myopathy，IMNM）的概念，于2004年在欧洲神经肌肉疾病中心（European Neuromuscular Centre，ENMC）公布的特发性炎性肌病（idiopathic inflammatory myopathies，IIM）分类标准中首次被明确提出，是与皮肌炎、多发性肌炎、散发性包涵体肌炎、重叠性肌炎并列的一类炎症性肌病。

IMNM，是以肌纤维坏死和再生，不伴或伴有少量炎性细胞浸润为主要病理改变的IIM。主要由抗信号识别颗粒（signal recognition particle，SRP）肌病、抗3-羟基-3-甲基-戊二酰辅酶A还原酶（3-hydroxy-3-methylglutaryl-coenzyme A reductase，HMGCR）肌病和抗体阴性IMNM组成。其中抗HMGCR抗体介导坏死性肌病与他汀有关，15%～65%的患者有他汀类药物服用史。

SRP是一种广泛存在于细胞质中的核糖核酸蛋白复合体，是由相对分子量分别为9000、14000、19000、54000、68000和72000的6种多肽及1条单链的7S RNA，折叠成Y型双链次级结构的复合体，广泛分布于骨骼肌细胞质。在受到物理、化学或生物因素的影响下，SRP发生免疫原性改变，被自体误认为是异己抗原而遭到攻击；SRP分子被切割成多个有趋化活性的抗原多肽片段而成为内源性抗原；通过巨噬细胞、CD4+T细胞、CD8+T细胞和树突细胞的抗原呈递作用，激活T淋巴细胞和B淋巴细胞而启动免疫应答机制，分泌抗SRP抗体和细胞因子，导致毛细血管内C5b-9沉积和肌纤维变性坏死而引发IMNM。

SRP抗体在不同类型的IIM患者中阳性率差异较大，如在IIM患者中的总阳性率为4%～5%，在成人PM/皮肌炎患者中的阳性率为8%～13%。抗SRP抗体对于炎性肌病的分类、疾病活动、治疗效果等方面具有重要意义。2016年ENMC专家协作组提出新的抗SRP抗体阳性肌病诊断标准：①血清肌酸激酶水平升高；②近端肢体无力；③血清抗SRP抗体阳性。

抗SRP抗体介导坏死性肌病发病年龄主要集中在40～50岁，也可能发生在儿童时期，占青少年IIM患者的4%，多见于女性。病情重，多为亚急性或慢性起病，症状在

6个月内达到高峰。主要表现为对称性的持续性四肢近端无力和萎缩，三角肌和髂腰肌受累最明显，少数伴四肢远端无力，近端重于远端，下肢重于上肢，颈屈肌也可受累，吞咽困难比较突出。抗SRP抗体介导坏死性肌病通常比其他两种类型肌无力症状更严重、持续时间更长，出现肌萎缩的几率更高。抗SRP抗体介导坏死性肌病除了肌肉症状，肌肉外症状也很常见，2%～40%患者会出现心肌炎症状，包括胸痛、心悸、充血性心脏衰竭等，故常规需进行心肌肌钙蛋白、心电图、超声心动图的筛查。10%～20%的患者胸部CT可见间质性肺炎，低于10%的患者有皮肤或其他器官受累，发热、关节炎、皮疹和雷诺现象等均较少见。

血清肌酸激酶水平显著升高，通常高于其他类型的肌炎，但后期随着肌肉的萎缩，肌酸激酶也可能恢复到正常范围。肌酸激酶升高可早于肌无力等症状2～10周出现。抗SRP抗体介导坏死性肌病的肌肉MRI结果提示肌肉水肿程度、肌萎缩和脂肪浸润较严重。2016年ENMC提出的新诊断标准中，抗SRP抗体介导坏死性肌病的诊断不再依赖病理学结果，但抗体阴性的IMNM仍需符合特定的病理改变：①散在分布的坏死肌纤维；②不同阶段的坏死、再生和肌吞噬现象；③巨噬细胞为主，少量淋巴细胞浸润。另外还有：①在非坏死/非再生肌纤维肌膜上可以看到MHC-I类分子阳性表达；②肌内膜纤维化和增生明显；③毛细血管扩张（有补体沉积的管状毛细血管少见）。

目前对IMNM治疗尚无大样本随机对照临床研究可以提供明确的治疗指导建议，大多是基于IIM治疗的经验、回顾性病例研究和专家共识。治疗首选糖皮质激素。抗SRP抗体介导坏死性肌病对激素冲击治疗反应良好，一般首次激素冲击治疗后症状可部分缓解，激素口服序贯治疗，肢体无力症状可进一步缓解，但一般不能完全恢复至正常，而且容易反复。因此在大多数患者中，激素单药治疗不足以控制疾病的发展。ENMC专家组认为IMNM应在发病后1个月内启用糖皮质激素和免疫抑制剂的联合治疗。推荐糖皮质激素联合甲氨蝶呤作为IMNM初始的免疫治疗方案，也可根据具体情况使用其他免疫抑制剂（如硫唑嘌呤、吗替麦考酚酯、他克莫司、环孢素或环磷酰胺）。不同国家对免疫抑制剂的选择不一样，日本倾向于使用他克莫司，欧美国家主要使用硫唑嘌呤和吗替麦考酚酯等。血浆置换和利妥昔单抗治疗也可取得较好疗效。静脉注射免疫球蛋白已被日本政府批准用于治疗炎性肌病，在日本作为优先选择。

抗SRP抗体介导坏死性肌病患者预后相对不佳。大约一半的患者在4年免疫治疗后达到完全或接近完全的肌肉力量。即使在疾病活动长期缓解后，患者也会发生某种程度的不可逆肌肉损伤。大多数患者的病程很长，当激素和（或）免疫抑制剂逐渐减少或停用时，复发的风险较高。

七、疾病感悟

骨骼肌轻微损害时，血清中肌酸激酶（CK）、ALT均会升高，患者此时尚无明显的肌无力表现，因此会首先就诊于消化科；肌无力症状出现并明显加重后才会就诊于神经科。患者的预后和治疗效果与疾病发病到确诊治疗的时间窗有关，为防止错过有效治疗时间，对无症状高CK患者应进行肌炎抗体谱和肌肉MRI检查，排除IMNM。尤其是有他汀类药物服用史者，更需警惕IMNM可能。此外，如IMNM长期不治疗，骨骼肌发生脂肪化，难以和肢带型肌营养不良区分。年轻患者中如果出现缓慢进行性肌无力和血清CK＞1000U/L，不伴有肌肉外系统的表现时，建议进行抗SRP和抗HMGCR抗体检测。

（邸 丽）

参考文献

［1］ 蒲传强. 特发性炎性肌病［J］. 中华神经科杂志, 2019, 35 (5): 410-421.

［2］ Allenbach Y, Mammen AL, Benveniste O, et al. 224th ENMC Interna-tional Workshop: Clinico-sero-pathological classification of immune-mediated necrotizing myopathies Zandvoort, The Netherlands, 14-16 October 2016 [J]. Neuromuscul Disord, 2018, (1): 87-99.

［3］ WatanabeY, Uruha A, Suzuki S, et al. Clinical features and prognosis in anti-SRP and anti-HMGCR necrotising myopathy [J]. J Neurol Neurosurg Psychiatry, 2016, 87 (10): 1038-1044.

［4］ Allenbach Y, Arouche-Delaperche L, Preusse C, et al. Necrosis in anti-SRP (+) and anti-HMGCR (+) myopathies: Role of autoanti-bodies and complement [J]. Neurology, 2018, (6): e507-e517.

［5］ De Souza FHC, Miossi R, Shinjo SK, et al. Necrotising myopathy associated with anti-signal recognition particle (anti-SRP) antibody [J]. Clin Exp Rheumatol, 2017, 35 (5): 766-771.

病例6 伴有吞咽困难及皮下水肿的NXP2抗体阳性皮肌炎

目前与皮肌炎相关的特异性抗体包括抗TIF1-γ抗体、抗NXP-2抗体、抗Mi-2抗体，抗MDA-5抗体和抗SAE抗体。不同类型抗体相关皮肌炎临床表现不尽相同，NXP2抗体阳性患者更常出现严重肌痛、颈肌和球部肌肉无力、皮下水肿。

一、病史

患者，男性，49岁。

【主诉】四肢酸痛、无力2月余，加重伴吞咽困难1个月。

【现病史】患者于2月前体力劳动后出现四肢酸痛，以双下肢近端为重，自行服用"感冒药"治疗后症状无改善；50d前出现双下肢无力，上楼梯、蹲起费力，逐渐加重。

40d前不能独立行走，同时出现双上肢无力，抬举、夹菜等动作完成困难，需间断休息，双上肢肿胀，右上肢明显。35d前四肢无力进一步加重，并出现抬头无力，无法维持坐姿，于当地医院就诊，肌酸肌酶＞7000U/L。30d前出现饮水呛咳、吞咽困难，伴活动后胸闷、气短。发病以来，无发热、腹泻，大小便正常，体重无明显变化。

【既往史】体健。

【家族史】否认家族遗传病史。

二、体格检查

体温36.4℃，脉搏66次/min，呼吸16次/min，血压110/75mmHg。双上肢皮下水肿（右侧明显，图6-1），余内科查体未见异常。

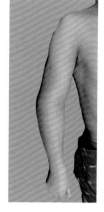

图6-1 患者右上肢可见明显皮下水肿

【神经系统查体】神志清楚，言语流利。颅神经查体大致正常。转颈肌力4级，屈颈肌力3级，伸颈肌力5级，双侧肩外展肌力3级，屈肘肌力4级，伸肘肌力右侧3级，左侧4级，双手分指肌力4级，余远端肌力5级；双下肢屈髋肌力3-级，屈膝肌力3级，伸膝肌力4-级，下肢远端肌力5级；肱二头肌、肱三头肌腱反射及膝反射（－），双侧跟腱反射（＋），感觉查体未见异常。病理征阴性。

三、辅助检查

【血液学检查】CK 3755U/L；ALT 102U/L，AST 247U/L；心肌酶谱、血常规、血糖、肾功、电解质、甲状腺功能五项、抗核抗体谱、肿瘤和副肿瘤标志物均未见明显异常。

【右上臂MRI平扫】皮下软组织水肿，肌肉可见异常信号（图6-2A、B）。

【双大腿MRI平扫】双侧大腿及盆壁肌群、筋膜、皮下软组织多发异常信号，双侧大腿肌间隙积液（图6-2C、D）。

【肺CT】两下叶感染，双肺胸膜下间质性改变。

【肺功能】轻度限制性通气功能障碍。

【腹部及盆腔CT】腹壁软组织水肿。

【肌电图】提示肌源性损害。

【肌肉活检（右侧股四头肌）】肌束衣和肌内衣结缔组织轻度增生，肌束衣未见明显炎症细胞浸润，血管周围偶见炎症细胞浸润，可见小血管管壁增厚、管腔狭窄，部分肌纤维细胞变性坏死，未见炎症细胞侵入非坏死肌纤维（图6-3）。

四、进一步检查和结果

【肌炎抗体谱】抗核基质蛋白2（nuclear matrix protein 2，NXP2）抗体IgG强阳性

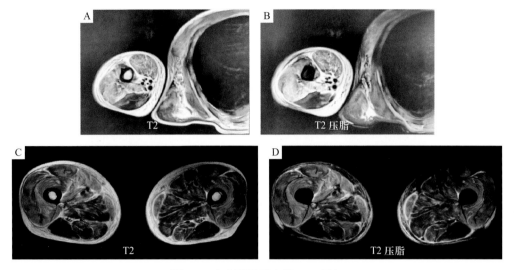

图6-2 右上臂及双大腿MRI平扫

（+++）；抗Ro-52抗体IgG弱阳性（+）。

结合患者临床及相关检查结果诊断为抗NXP2抗体阳性炎性肌病，予甲泼尼龙500mg/d（共5d）冲击治疗，后改为泼尼松60mg/d口服，肢体肿胀及酸痛症状改善，但仍有吞咽困难，伴呛咳，合并肺部感染，予鼻饲饮食，复查CK降至1647U/L，予抗感染治疗同时，予丙球静脉滴注5d，感染症状好转出院，出院后缓慢规律减量泼尼松。

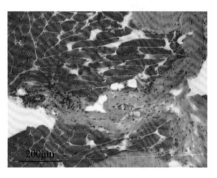

图6-3 右侧股四头肌活检HE染色

出院后1个月随访患者吞咽及肢体肿胀症状明显好转，可以正常进食；由床上扶起后可独自行走；出院后5个月随访，患者可正常行走，生活完全自理。

五、病例特点及确定诊断

本例中年男性，亚急性起病，进展缓慢，病程2个月余。主要表现为进行性加重的对称性四肢酸痛、无力，伴肢体肿胀，无力症状近端重于远端，并逐渐累及中轴肌及球部肌肉。主要阳性体征：双上肢皮下水肿，以肢体近端肌力下降为主，伴颈部肌力下降，四肢腱反射减弱或消失。辅助检查：CK水平升高，肌电图提示肌源性损害，肌肉MR示双侧大腿及盆壁肌群、筋膜、皮下软组织多发异常信号水肿表现；肌肉活检提示炎症性疾病可能，肌炎抗体谱回报为NXP2抗体强阳性，确诊为抗NXP2抗体阳性皮肌炎。

六、疾病综述

特发性炎性肌病（idopathic inflammatory myopathy，IIM）是一组罕见的异质性自身免疫性疾病，包括多发性肌炎、免疫介导的坏死性肌病、皮肌炎和包涵体肌炎。IIM

患者体内的自身抗体分为肌炎特异性自身抗体（myositis-specific autoantibodies，MSAs）和肌炎相关的自身抗体。NXP2抗体是肌炎特异性自身抗体之一，最初被称为抗MJ抗体，于1999年首先在伴有严重肌肉无力的青少年皮肌炎患者中发现，并已证明抗NXP2抗体是青少年皮肌炎患者中最常见的特异性自身抗体之一。目前报道的抗NXP2自身抗体在青少年IIM的发病率为23%～25%，而在成人IIM中的发病率为1%～17%。

NXP2是一种参与调控转录和RNA代谢的蛋白，是抗NXP2抗体的靶抗原。在青少年IIM中，抗NXP2抗体阳性患者皮下钙质沉着的发生率增高相关。而在成人IIM中，抗NXP2抗体与皮下水肿、钙质沉着、肌痛、无力和吞咽困难为特征的临床表型相关。

皮下钙化指钙盐沉积在皮肤、皮下组织间隙、筋膜肌肌肉组织间，机制尚不清楚，NXP2抗体阳性的皮肌炎患者皮下钙化阳性率明显升高。钙质沉着通常需要X线或CT影像学检查发现。皮下水肿可累及肢体近远端，通常发生在疾病的急性期，在给予患者免疫抑制治疗后可以改善。有研究表明，伴有皮下水肿的患者肢体无力症状可能更明显，皮下水肿的患者肌肉活检主要以肌纤维坏死为主要表现，而无明显的炎细胞侵入非坏死肌纤维。

肌痛在抗NXP2抗体阳性的患者中也更为常见。在青少年皮肌炎患者中抗NXP2抗体与频发的痛性痉挛症状相关。目前，尚不清楚肌痛的病理原因，但值得注意的是，另外两种自身抗体（抗SRP抗体和抗HMGCR抗体）也存在明显的肌痛症状。而这些抗体通常与肌肉组织病理学上的坏死性肌病有关，很少伴有炎症改变。最近的研究同样表明，与NXP2抗体阴性的患者相比，抗NXP2抗体阳性的皮肌炎患者的肌肉活检中，炎细胞侵入非坏死肌纤维的情况更少见，大多数显示为肌纤维坏死。

无力症状在炎症性肌病患者中更常累及近端肢体，而在抗NXP2抗体阳性的患者中，远端肢体无力及颈部无力的发生率明显增加；吞咽困难也是抗NXP2抗体阳性炎性肌病患者的主要特征之一，与球部肌肉的无力相关，通常导致患者需依靠鼻胃管饮食，这也是提示疾病严重的一个指标。

间质性肺病通常是炎症性肌病常见的并发症，也是导致患者死亡率增加的原因之一。然而，在抗NXP2抗体阳性的炎症性肌病患者中，间质性肺病的发生率并未增高。有研究认为抗NXP2抗体阳性的患者患癌症的风险增加，但该结论尚有争议。

抗NXP2抗体阳性炎性肌病对于治疗反应良好，但合并肿瘤的患者预后可能较差，对于抗NXP2阳性的患者需监测肿瘤相关指标。合并皮下钙化的患者单纯药物治疗效果较差，需手术切除治疗。

七、疾病感悟

对于伴有明显的吞咽困难和肢体皮下水肿的炎症性肌病患者，应考虑到抗NXP2抗体阳性炎性肌病的可能，该病患者除吞咽困难和皮下水肿的临床特征外，还有肌痛和钙质沉着的特点，另外，远端肢体及颈肌的无力发生率也更高。

（笪宇威　孙亚南）

参考文献

［1］ Yan TT, Zhang X, Yang HH, et al. Association of anti-NXP2 antibody with clinical characteristics and outcomes in adult dermatomyositis: results from clinical applications based on a myositis-specific antibody [J]. Clin Rheumatol, 2021, 40 (9): 3695-3702.

［2］ Suzuki S, Uruha A, Suzuki N, et al. Integrated Diagnosis Project for Inflammatory Myopathies: An association between autoantibodies and muscle pathology [J]. Autoimmun Rev, 2017, 16 (7): 693-700.

［3］ Li L, Liu C, Cheng L, et al. Assessment of diagnostic utility, clinical phenotypic associations, and prognostic significance of anti-NXP2 autoantibody in patients with idiopathic inflammatory myopathies: a systematic review and meta-analysis [J]. Clin Rheumatol, 2021, 40 (3): 819-832.

［4］ Rogers A, Chung L, Li S, et al. Cutaneous and systemic findings associated with nuclear matrix protein 2 antibodies in adult dermatomyositis patients [J]. Arthritis Care Res (Hoboken), 2017, 69 (12): 1909-1914.

［5］ Fredi M, Bartoli F, Cavazzana I, et al. Calcinosis in poly-dermatomyositis: clinical and laboratory predictors and treatment options [J]. Clin Exp Rheumatol, 2017, 35 (2): 303-308.

病例7 临床罕见的散发性包涵体肌炎

散发性包涵体肌炎在西方国家常见，而在我国较罕见，多见于60岁以上老年人群，亦有30岁起病者，该病为非对称性下肢近端、上肢远端无力起病，但临床表现个体差异很大，容易误诊。

一、病史

患者，男性，59岁。

【主诉】蹲起、提物无力4年，双下肢无力加重2个月余。

【现病史】患者4年前无明显诱因发现蹲起时费力，上楼梯稍困难，不能登上过高的台阶，平地行走速度正常，无跌倒，无疲劳不耐受。同时出现上肢开关车门、开抽屉动作无力，提水桶动作无力。症状缓慢加重，但不影响行走、刷牙梳头等日常活动，未特殊诊治。2个月余前晨起后因左侧大腿无力摔倒，导致左足骨折。自觉因骨折后活动受限，蹲起困难持续加重，大腿变细，上肢无力无明显变化。病程中无吞咽困难、饮水呛咳，无呼吸困难，无感觉异常，大小便正常，近1个月体重下降约5kg。

【既往史】高血压病史。

【个人生活史】原籍出生，无外地久居史，无地方病或传染病流行区居住史，工作会少量接触到苯酚、丙酮，否认毒物、粉尘及放射性物质接触史，生活较规律，无吸烟、饮酒史，已婚。

【家族史】否认家族中有类似病史。

二、体格检查

神清、语利，高级皮层功能正常。双侧瞳孔等大等圆，眼动各方向充分，双侧面纹对称，闭目鼓腮稍力弱，双侧软腭上抬有力，转颈、耸肩有力。双上肢近端肌力5级，屈腕5-级，伸腕5级，双手分、并指肌力4级，指背伸4+级，屈指4级，握力5级。双下肢屈髋、伸膝4级，屈膝5级，远端肌力5级；双手骨间肌及双大腿肌肉萎缩。四肢腱反射未引出，病理征阴性。深浅感觉未见异常。共济运动稳准。

三、辅助检查

血常规、肝肾功能、电解质、血清离子、甲状腺功能五项、凝血功能、抗核抗体谱均未见明显异常。CK 1224U/L（24～195U/L）。免疫五项：免疫球蛋白G 16.40g/L（7.51～15.6g/L），补体C3 0.56g/L（0.79～1.52g/L），补体C4 0.14g/L（0.16～0.38g/L）。血清蛋白电泳：α_1球蛋白4.40%（1.4%～4.1%），α_2球蛋白12.40%（7.5%～12.6%），γ球蛋白29.30%（10.1%～22.9%），M蛋白阴性。血免疫固定电泳：重链IgG阳性，轻链λ阳性。尿24h轻链κ7.57mg/dL（0～1.85mg/dL），尿24h轻链λ＜5.00mg/dL（0～5mg/dL）。肿瘤标志物：神经元特异性烯醇化酶18.20ng/mL（0～17ng/mL），血清骨胶素CYFRA21-1 4.92ng/mL（0.1～3.3ng/mL）。抗cN-1A抗体阳性。

【骨髓穿刺】未见明确病变；骨髓流式细胞仪免疫分型：未检出单克隆B细胞和浆细胞。

【心电图】窦性心律，大致正常。

【肺功能】通气功能正常；肺总量正常；换气功能降低。

【肌电图】肌源性改变。

【双大腿MRI平扫】双侧股四头肌轻度萎缩，无明显脂肪替代，压脂像可见显著前群高信号（图7-1）。

四、进一步检查及结果

【左股四头肌活检】病理检查主要病理改变为HE及Gomori染色可见血管周围及肌内衣散在炎症细胞浸润，肌纤维大小不等，萎缩肌纤维呈圆形或角形散在分布；肌内衣炎

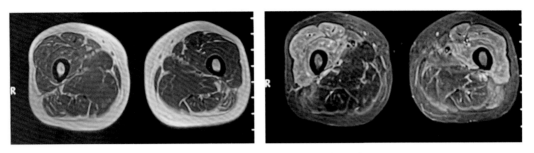

图7-1 股四头肌压脂像可见显著水肿

细胞灶样浸润，可见CD8＋炎细胞围绕并侵入非坏死肌纤维（图7-2 A）。少数肌纤维内可见镶边空泡（图7-2 B）。可见数个典型及不典型破碎红纤维，COX-SDH双染可见大量蓝染肌纤维（图7-2 C）。NSE染色可见肌间小血管壁深染。免疫组化可见肌纤维膜MHC-Ⅰ表达明显上调。P62染色可见一个细胞周边团块样P62沉积阳性物质（图7-2 D）。

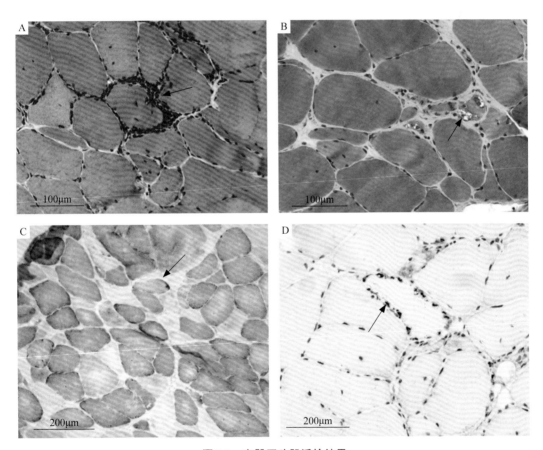

图7-2 左股四头肌活检结果

A. 炎细胞围绕并侵入非坏死肌纤维（HE）；B. 肌纤维内的镶边空泡（MGT）；

C. 蓝染肌纤维（COX/SDH）；D. 肌纤维膜内周边团块样P62沉积（P62染色）

五、病例特点及确定诊断

中年男性，隐匿起病，缓慢进展，病程4年，因外伤后症状明显加重就诊。主要表现为双下肢近端和双上肢远端精细动作无力。阳性体征：双下肢近端及双上肢远端的肢体无力伴肌萎缩。辅助检查：CK中度升高，血免疫固定电泳重链IgG阳性，轻链λ阳性；抗cN-1A抗体阳性。肌电图提示肌源性损害。进一步行肌肉活检发现炎细胞浸润肌内衣，围绕并侵入非坏死肌纤维，肌纤维内镶边空泡和RRF，可见大量肌纤维COX氧化酶缺失以及肌膜表面MHC-Ⅰ表达上调，符合临床-病理确诊的包涵体肌炎（诊断标准见表7-1）。

表7-1　散发性包涵体肌炎临床病理诊断标准（ENMC 2011）

临床和实验室检查	诊断标准分类等级	病理标准
1. 病程＞12月 2. 起病年龄＞45岁 3. 伸膝力弱≥屈髋和（或）屈指无力≥肩外展 4. CK不高于15×ULN	临床-病理确诊IBM	具备下面全部特征： 1. 炎症浸润肌内衣 2. 镶边空泡 3. 蛋白沉积或15～18nm细丝包涵体
1. 病程＞12月 2. 起病年龄＞45岁 3. 伸膝力弱≥屈髋和屈指无力≥肩外展 4. CK不高于15×ULN	临床确诊IBM	具备以下一项或多项，非全部特征： 1. 炎症浸润肌内衣 2. MHC-Ⅰ上调 3. 镶边空泡 4. 蛋白沉积或15～18nm细丝包涵体
1. 病程＞12月 2. 起病年龄＞45岁 3. 伸膝力弱≥屈髋或屈指无力≥肩外展 4. CK不高于15×ULN	临床很可能诊断为IBM	具备以下一项或多项，非全部特征： 1. 炎症浸润肌内衣 2. MHC-Ⅰ上调 3. 镶边空泡 4. 蛋白沉积或15～18nm细丝包涵体

六、疾病综述

IBM是一种罕见的散发性疾病，针对50岁以上成人的研究显示，估计成人患病率为180/100万。本病好发于老年患者，男性多见，因无力起病隐匿和高度的临床异质性，故本病常被误诊。

IBM的发病机制目前尚不完全清楚。一方面，肌肉病理中发现肌内衣内浸润的细胞毒性T细胞，具有克隆限制性、抗原驱动特点，伴随围绕CD4+辅助T细胞及起到抗原呈递作用的髓系树突状细胞，提示发生了炎症反应；同时，血清中cN-1A抗体阳性也提示着体液免疫参与发病机制。非坏死的肌纤维上MHC-Ⅰ表达上调，也提示可能与HLA基因的遗传相关性。另一方面，在病理中发现镶边空泡，肌核变性，线粒体异常和多种异常蛋白聚积、刚果红染色阳性的包涵体沉积均提示存在淀粉样蛋白沉积、退行性病变参与疾病发生。本病的肌肉病理表现同时具有炎症性及退行性病变的特点，两者的因果关系一直是争论的焦点。近年来似乎有更多的证据倾向炎症导致了退行性病变。证据如下：①伴随退化生物标记（如镶边空泡）的遗传疾病不会导致自身免疫；②干预研究表明，干预小鼠的免疫系统可以产生骨骼肌和其他细胞蛋白聚积；③cN-1A抗体阳性IBM患者的血清免疫球蛋白片段能导致培养细胞和小鼠模型骨骼肌p62蛋白聚集；④HIV感染患者累及肌肉，出现IBM类似的病理改变，似乎证明了人类自身免疫到退行性肌肉病理之间的因果关系。

本病的临床表现为隐匿性起病的不对称肌无力，出现症状到确诊的平均时间为5年。下肢近端无力起病表现为上楼和蹲起困难或经常跌倒，上肢远端无力表现为拉抽屉无力。早期出现吞咽困难，因此个别病例可表现为孤立性吞咽困难。体格检查可发现特征性表现：远端指屈肌无力，可见于约95%的患者，大部分患者会出现股四头肌无力及萎缩。

目前本病的诊断标准参考欧洲神经肌病中心于2011年制定的诊断标准。

尽管炎症活动参与疾病发生，但免疫治疗，包括皮质激素、静脉用丙种球蛋白、甲氨蝶呤、硫唑嘌呤等，只能取得轻微且短暂的改善。有临床试验发现IVIG可改善吞咽困难，有些患者反应相当好，并可能持续到数月至数年。其他免疫治疗包括针对T细胞的抗胸腺细胞球蛋白（anti-T-lymphocyte globulin）治疗、肿瘤坏死因子抑制剂依那西普（etanercept）、清除外周淋巴细胞的人源CD52单抗阿仑单抗（alemtuzumab）、IL-1受体拮抗剂，以及具有抗炎作用的辛伐他汀（simvastatin）均未取得临床显著性疗效。西罗莫司能够使患者外周血CD8+效应T细胞下降，尽管在Ⅱ期临床试验中，未显著延缓肌力下降的疾病进展，但有个案报道长期以剂量为2mg/d口服该药物的患者，出现了显著且持续的肌力评分的改善，且药物耐受性好。

早期诊断能够减少不必要的免疫治疗。尚无证据表明疾病影响患者生存期，但活动能力丧失与吞咽困难是致残的主要原因，多数患者患病14～20年后需使用轮椅，患者可因呼吸疾病，尤其肺炎过世；合并cN-1A抗体阳性患者死亡风险升高。

七、疾病感悟

散发性包涵体肌炎在我国罕见，临床表现和病理结果都典型的患者相对容易得到诊断。典型临床表现是患者存在屈指无力重于肩外展和（或）伸膝无力重于屈髋；典型病理表现是光镜下同时存在炎症和镶边空泡及异常蛋白沉积。需要注意：很多患者临床表现典型，但病理不符合时，需要考虑本病的可能；另一方面，临床表现不典型的患者不在少数，按照多发性肌炎治疗效果不理想时需考虑到包涵体肌炎的可能性。

（笪宇威　苏圣尧）

参考文献

［1］　Naddaf E, Barohn RJ, Dimachkie MM. Inclusion Body Myositis: Update on Pathogenesis and Treatment [J]. Neurotherapeutics, 2018, 15 (4): 995-1005.

［2］　Lundberg IE, de Visser M, Werth VP. Classification of myositis [J]. Nat Rev Rheumatol, 2018, 14 (5): 269-278.

［3］　Catalán M, Selva-O'Callaghan A, Grau JM. Diagnosis and classification of sporadic inclusion body myositis (sIBM) [J]. Autoimmun Rev, 2014, 13 (4-5): 363-366.

［4］　Dobloug C, Walle-Hansen R, Gran JT, et al. Long-term follow-up of sporadic inclusion body myositis treated with intravenous immunoglobulin: a retrospective study of 16 patients [J]. Clin Exp Rheumatol, 2012, 30 (6): 838-842.

［5］　Pawlitzki M, Nelke C, Korsen M, et al. Sirolimus leads to rapid and sustained clinical improvement of motor deficits in a patient with inclusion body myositis [J]. Eur J Neurol, 2022, 29 (4): 1284-1287.

 病例8 四肢远端僵硬伴握拳和踝关节活动受限的嗜酸细胞性筋膜炎

嗜酸细胞性筋膜炎（eosinophilic fasciitis，EF）临床罕见，病因未明。该病的临床表现具有相对特异性，通常急性起病，表现为肢体发红、肿胀及皮肤硬化，伴有外周血嗜酸性粒细胞增多。也可呈亚急性病程，受累皮肤增厚和紧绷的特性与硬皮病谱系疾病相似。

一、病史

患者，男性，28岁。

【主诉】双前臂僵硬6个月，双小腿僵硬5个月，握拳和下蹲受限4个月。

【现病史】患者6个月前无明显诱因出现双前臂僵硬，以腕部为主，伴活动后疼痛，力量稍弱，不影响日常生活；5个月前出现双小腿僵硬，踝关节活动受限，以双足上抬背屈受限明显，不能足跟站立及行走；4个月前出现下蹲受限，同时发现双手握拳及伸指不能；2个月前患者症状进一步加重，出现久坐后站立时腰部伸直受限及颈部僵硬感，伴局部疼痛，活动后症状可好转。病程中，上述症状无波动性，遇冷无明显加重，皮肤颜色无明显改变，无咀嚼无力及吞咽困难，大小便正常，体重无明显变化。

【既往史】既往体健；

【家族史】否认家族遗传病史。

二、体格检查

体温36.4℃，脉搏66次/min，呼吸16次/min，血压110/75mmHg。双侧前臂及小腿触诊僵硬感，无压痛，余内科查体未见异常。

【神经系统查体】神清语利，颅神经检查未见异常。屈颈、伸颈5级，双上肢肩外展、屈肘、伸肘5级，屈腕、伸腕活动受限（图8-1A、B），伸指4级，分指、并指4级，屈指（近端指间关节）活动受限（图8-1C），无法进行肌力评估；远端指间关节活动正常肌力5级，足跟行走及下蹲动作无法完成（图8-2A）；双侧屈髋、伸髋、屈膝、伸膝及足跖屈5级，双足背屈活动受限，无法进行肌力评估；双侧前臂上举时及双侧小腿内侧可见Groove征（图8-2B、C）；肌张力正常；无感觉障碍，四肢腱反射对称引出，病理征阴性。

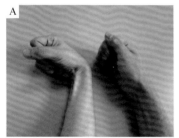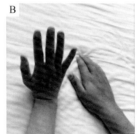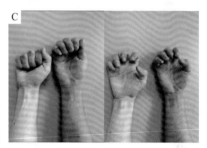

图8-1 体格检查结果（左侧为正常对照）

A. 屈腕不能；B. 伸腕不能；C. 握拳不能（近端指间关节活动受限），远端指间关节正常

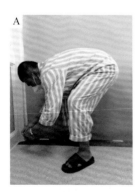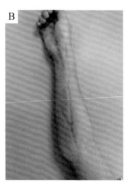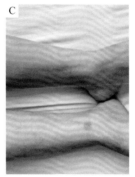

图8-2 体格检查结果

A. 蹲下不能；B. 前臂Groove征；C. 小腿Groove征

三、辅助检查

【血液学检查】血常规：嗜酸性粒细胞计数：0.77×10^9/L（$0\sim0.3\times10^9$/L），嗜酸

性粒细胞百分比10.3%（0.5%～5%）；CRP：34mg/L；CK：43（24～195）U/L；肝肾功、电解质、甲状腺功能五项、免疫球蛋白、免疫固定电泳、肌炎抗体谱、类风湿因子、抗核抗体谱、抗中性粒细胞胞质抗体、肿瘤和副肿瘤标志物均未见明显异常。

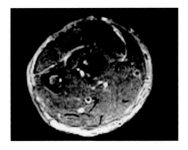

图8-3　右前臂肌肉MRI T2-压脂

【心电图、超声心动图】未见异常。

【肌电图检查】双正中神经运动传导速度稍减慢；针极肌电图未见异常。

【右前臂、双侧小腿肌肉MRI平扫】可见右前臂皮下脂肪层及双侧小腿肌筋膜及皮下脂肪层异常信号（图8-3，图8-4）。

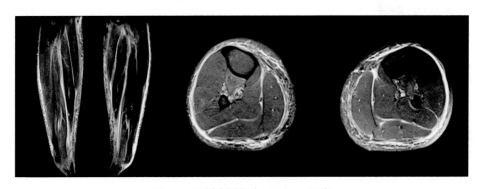

图8-4　双侧小腿肌肉MRI T2-压脂

四、进一步检查和结果

筋膜及肌肉（左侧腓肠肌及局部筋膜）活检（图8-5）：筋膜内可见组织疏松（图8-5A、B），邻近筋膜肌肉可见肌纤维大小不等，局部炎细胞浸润（图8-5C、D、E）；远离筋膜肌肉未见明显异常（图8-5F）；筋膜内可见组织疏松，大量炎细胞浸润（CD4+、CD8+、CD20+及CD68+）（图8-5G、H、I、J），未见嗜酸性粒细胞，邻近筋膜肌肉MHC-Ⅰ局部表达上调，MAC及MxA染色阴性。

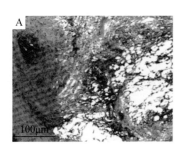
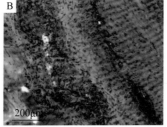
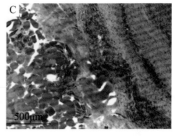

图8-5　筋膜及肌肉活检HE染色

A～F为HE染色（A、B筋膜，C筋膜及邻近肌肉，D、E、筋膜邻近肌肉，F远离筋膜肌肉）；G～J分别为筋膜及邻近肌肉CD4、CD8、CD20及CD68染色；K～N分别为远离筋膜肌肉CD4、CD8、CD20及CD68染色

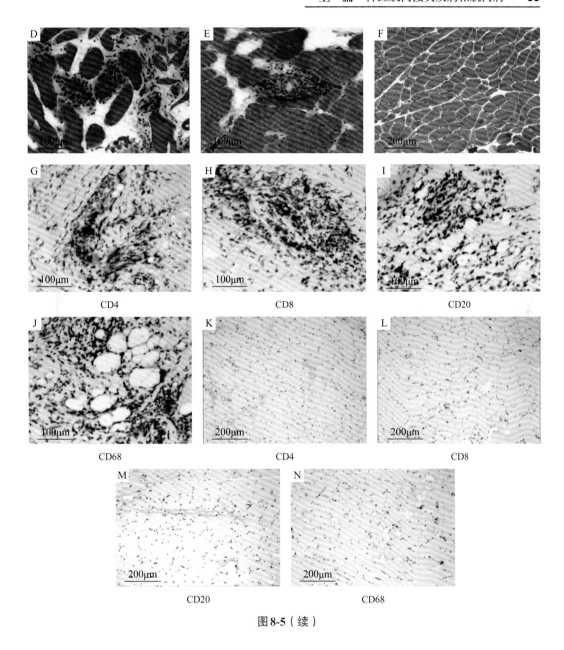

图 8-5（续）

五、病例特点及确定诊断

青年男性，慢性起病，逐渐进展加重，主要表现为进行性四肢僵硬、活动受限，以四肢远端关节为主，突出表现为屈腕、握拳及踝关节背屈受限，逐渐出现蹲下不能，伴中轴部位（颈部及腰部）受累，而远端指间关节豁免，病程中伴关节疼痛。既往及家族史无特殊。查体：四肢远端关节（屈腕、伸腕、屈指、踝背屈）活动受限，双手伸腕及伸指4级。不能完成足跟行走及下蹲动作，双手伸腕及伸指4级；双侧前臂及小腿肌肉僵硬，双前臂及双侧小腿可见Groove征。血常规检查结果提示嗜酸性粒细胞计数及比例升高、肌酸激酶正常；肌电图：双正中神经运动传导速度稍减慢，针极显示肌肉正常，前臂及双小腿肌肉MRI提示筋膜炎症；筋膜及肌肉活检可见：①筋膜内结缔组织增生，大量炎细胞浸润，未见嗜酸性粒细胞；②邻近筋膜肌肉可见肌纤维大小不等，炎细胞浸润；③远离筋膜肌肉基本正常。根据2014年嗜酸细胞性筋膜炎诊断标准（表8-1），该患者被诊断为嗜酸细胞性筋膜炎，给予甲泼尼龙500mg冲击治疗后患者肢体僵硬及疼痛症状明显好转。

表8-1　2014年EF诊断标准

主要诊断标准
1. 皮肤或皮下组织对称性或非对称性肿胀、僵硬、变厚；弥漫性（肢体、躯干和腹部）或局限性（肢体）
2. 活检可见筋膜增厚，淋巴细胞及浆细胞聚集，伴或不伴有嗜酸性粒细胞浸润

次要诊断标准
1. 嗜酸性粒细胞>0.5×10^9/L
2. 高丙种球蛋白血症>1.5g/L
3. 肌肉无力和（或）醛缩酶升高
4. Groove征和（或）橘皮征
5. 肌肉MRI-T2筋膜高信号

六、疾病综述

EF于1975年由Shulman最先报道，以皮肤僵硬、外周血嗜酸性粒细胞增多、高丙种球蛋白血症及血沉增加为特点。男女比例相似，发病年龄可从儿童至老年。

目前尚不清楚EF病因及发病机制，血液病、感染、自身免疫性疾病、强体力劳动、化学制剂、药物及实体肿瘤可能为促发因素。血液中出现高丙种球蛋白及筋膜内补体C3的沉积，提示免疫学异常可能为其主要发病机制。白介素-5（IL-5）对嗜酸性粒细胞的增殖、存活、活化、黏附及脱颗粒有重要作用。筋膜中浸润的嗜酸性粒细胞脱颗粒，导致有毒的阳性颗粒蛋白释放、聚集，引起纤维化发生。组织金属蛋白酶抑制剂1在EF发病过程中亦发挥重要作用；此外，筋膜及肌肉内可见CD8$^+$T细胞，提示细胞毒性免疫异常。

临床主要表现对称性或不对称性肢体疼痛、肿胀，皮肤局限或弥漫性僵硬（手、足皮肤豁免），出现橘皮征、Groove征；严重时可出现关节挛缩及跟腱回缩，表现为Prayer征阳性；躯干亦可受累，出现限制性呼吸功能障碍；40%患者可出现多发性关节炎，大小关节均可能受累。当累及肌束膜时可出现肌痛、肌力下降；其他症状包括体重下降、晨僵及腕管综合征等。但内脏受累少见，少数患者可出现胸腔积液、心包积液及肾功能损害。

63%～93%的EF患者外周血嗜酸性粒细胞增多，50%患者可出现CRP、ESR升高及高丙种球蛋白血症，1/4患者的血液内可检测到低滴度的抗核抗体；血清CK轻度升高；金属蛋白酶组织抑制因子1（tissue inhibitor of metall oproteinase-1，TIMP-1）及醛缩酶可能为疾病活动性监测指标；肌肉MRI可见筋膜明显高信号。病理可见筋膜以CD8+T细胞为主的淋巴细胞以及巨噬细胞、浆细胞聚集，伴或不伴嗜酸性粒细胞；邻近筋膜的肌束膜及肌内膜可见炎细胞浸润。

确定诊断：符合2个主要诊断标准；或者1个主要诊断标准+2个次要诊断标准

排除诊断：系统性硬化症；

系统性硬化症（Systemic sclerosis，SSc），以对称性肢体硬化为主要表现，其与EF鉴别点如下（表8-2）。

表8-2 EF与SSc的鉴别

	EF	SSc
病史		
雷诺现象	无	常出现
皮肤外表现	50%～56%患者出现关节挛缩；血液学异常；	心、肺、肾、胃肠道表现；可能有关节挛缩；
查体		
肢体皮肤变硬	有	有
远端手指皮肤变硬	无	常出现
假性蜂窝织炎或	特征性表现	无
橘皮征及Groove征		
局限性硬皮病	29%～41%患者出现	无
甲襞毛细血管改变	无	常出现，但可能轻微
手指溃疡	无	可能出现
实验室检查		
外周嗜酸性粒细胞	58%～85%患者出现	无
高丙种球蛋白	35%～46%患者出现	无
单克隆球蛋白	16%患者出现	无
抗核抗体	多为阴性	阳性
组织病理学	筋膜广泛累及，肌肉可能受累	累及真皮及皮下脂肪
系统性糖皮质激素使用	一线治疗	常避免使用或剂量<15mg/d

部分EF患者可自发缓解，对症状持续进展的EF患者以糖皮质激素治疗为主，推荐起始治疗剂量为口服泼尼松0.5～1mg/（kg·d）或甲泼尼龙冲击治疗，根据病情逐渐减量，停药前需充分评估患者病情得到良好控制，否则容易复发；对激素治疗有抵抗的患者可选择免疫抑制剂，如甲氨蝶呤、吗替麦考酚酯、环孢素、硫唑嘌呤及环磷酰胺。光疗及康复锻炼可缓解患者局部皮肤僵硬及关节挛缩症状，但康复锻炼需适度，过度锻炼可能加重患者症状。

七、疾病感悟

嗜酸性筋膜炎临床表现具有特征性，即肢体远端皮肤肿胀变硬，导致关节活动受限甚至无法活动，同时血常规检查如发现嗜酸性粒细胞＞$0.5×10^9$/L，则应高度怀疑本病，进一步按照上述诊断标准完成相应的临床检查，获得更多的诊断证据。

（笪宇威　庞　咪）

参考文献

［1］ Bischoff, Chris T Derk. Eosinophilic fasciitis: demographics, disease pattern and response to treatment: report of 12 cases and review of the literature [J]. Int J Dermatol, 2008, 47 (1): 29-35.

［2］ Lakhanpal S, Ginsburg WW, Michet CJ, et al. Eosinophilic fasciitis: clinical spectrum and therapeutic response in 52 cases [J]. Semin Arthritis Rheum 1988, 17: 221-231.

［3］ Pinal-Fernandez I, Selva-O'Callaghan A, Grau JM. Diagnosis and classification of eosinophilic fasciitis [J]. Autoimmun Rev, 2014, 13: 379-382.

［4］ Yano H, Kinjo M. Eosinophilic Fasciitis [J], JAMA Dermatol, 2020, 156 (5): 582.

［5］ Pardos-Gea J. Positive prayer sign in eosinophilic fasciitis [J]. Rheumatology, 2017, 56: 628.

［6］ Mazori DR, Femia AN, Vleugels RA. Eosinophilic fasciitis: an updated review on diagnosis and treatment [J]. Curr Rheumatol Rep, 2017, 19: 74.

 病例9 平衡易位和倒位并存的家族性Duchenne型肌营养不良症

Duchenne型肌营养不良症（DMD）临床表现比较有特征，主要见于男孩，行走较同龄儿童差，3～4岁前行走可能不慢，腓肠肌假性肥大。DMD基因检测容易确诊，一般不需要肌活检。但极少数患儿全外和MLPA均无法检测到致病性突变，此时肌肉活检还是必需的。

一、病史

患儿，男性，10岁。

【主诉】发现肌酶升高9年，肢体无力5年。

【现病史】患儿于7个月时因感冒住院发现肌酶升高（数值不详），1岁9个月时曾查血化验示：CK 12348.8U/L，当时考虑为DMD，未行进一步检查。1～5岁时走路尚可，但行走较慢，落后于同龄人，不会跑步。5岁后走路不稳加重，易摔倒，蹲下后需手撑腿部站起，后上述症状逐渐加重，7岁出现蹲下后不能独立站起，9岁需轮椅辅助，病程中无肌肉跳动及感觉异常，曾查全外显子检测未见*DMD*基因缺失或点突变，现为求进一步明确诊断和治疗来我院就诊。

【既往史】患儿系足月顺产，出生体重2.45kg，出生时肢体软，哭声弱，生后因新生儿黄疸住院进行光疗，无惊厥发作。

【发育史】运动发育里程碑落后，3个月竖头，7个月翻身，18个月可行走。语言发育可，目前于小学就读，学习成绩差，记忆力差，可正常交流。

【家族史】父母非近亲婚配。患儿母亲有类似病史，其出生时身体不软，3～4岁时行走不稳，6～7岁时易摔倒，不能跑跳，同时发现双小腿肥大，10岁左右出现上下楼梯需扶扶手，蹲下站起困难。14～15岁出现性格烦躁。23岁仍能独自行走，28岁怀孕，产前10d出现气喘，发现心脏增大，诊断为扩张型心肌病，2019年患儿母亲（36岁）全外显子测序未见异常，2020年（37岁）因心衰去世。CK 400～600U/L，从小学习差，记忆力差，小学1年级学历。患儿姥姥62岁因心动过速行射频消融术，CK、心脏超声正常；姥爷正常。家系如图9-1所示。

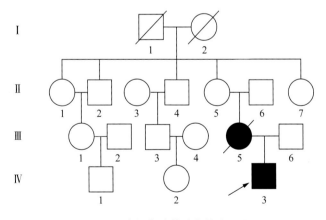

图9-1 先证者（箭头）的家系图

二、体格检查

【入院查体】轮椅推入，生命体征平稳，内科查体未见明显异常。

【**神经系统查体**】神清语利，对答切题，反应稍迟钝，无高腭弓及特殊面容。闭目、鼓腮力弱，颈肌3级，双上肢肌力近端4-级，远端4级，双下肢肌力近端3级，远端4-级。翼状肩胛，肱二头肌、肱三头肌及双下肢肌容积减少，双侧腓肠肌肥大、质韧，四肢肌张力减低、腱反射减弱，双侧病理反射（－）。

三、辅助检查

【**血清学**】CK波动于8480～18756U/L（24～195U/L），CK-MB＞300ng/mL（＜6.22ng/mL），ALT 260U/L（5～40U/L），AST 172.8U/L（8～40U/L），LDH 958U/L（109～245U/L），α-羟丁酸脱氢酶（α-HBDH）666U/L（72～182U/L），肌红蛋白（MYO）686.8ng/mL（25～58ng/mL），肌钙蛋白T（TnT）94.86ng/L（＜14ng/L）。

血常规、肾功、电解质、甲状腺功能、肌炎抗体谱、抗核抗体谱均未见异常。

【**心电图**】窦性心动过速，心率111次/min。

【**心脏超声**】卵圆孔未闭，余心内结构未见明显异常。

【**腹部超声**】副脾，余未见明显异常。

【**胸部CT**】未见异常。

【**肌肉MRI**】双侧大腿MRI呈现典型的"三叶一果"征（缝匠肌、长收肌、股薄肌和半腱肌相对保留）（图9-2A）、小腿后群肌肉萎缩并脂肪变（图9-2B）。

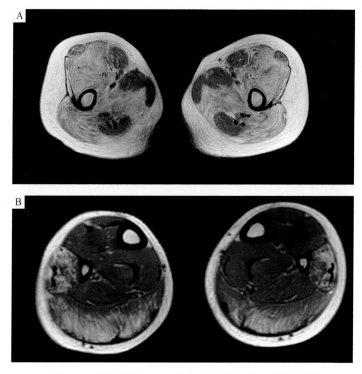

图9-2 双下肢肌肉MRI平扫（左图大腿，右图小腿）

【肌肉活检（左胫前肌）】HE和MGT染色可见肌束衣及肌内衣结缔组织明显增生，肌纤维大小不等，萎缩肌纤维呈圆形外观，可见肌纤维变性、坏死、吞噬、肌分裂及肥大肌纤维（图9-3A）。ORO及PAS染色未见明显异常。免疫组化：Dystrophin-N、R、C均未着色（图9-3B、C、D），Sarcoglycan α、β、γ，Dysferlin，Desmin均表达正常，符合假肥大型肌营养不良改变。

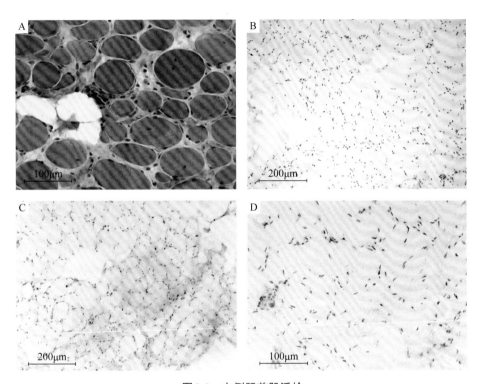

图9-3　左侧胫前肌活检
A．HE染色；B．Dystrophin-N染色；C．Dystrophin-R染色；D．Dystrophin-C染色

四、进一步检查及结果

先证者*DMD*基因mRNA测序（肌肉组织）：59～79号外显子存在异常（图9-4）。三代测序结果显示：发现先证者*DMD*基因存在1个半合子倒位和2个半合子易位变异。倒位变异造成包含*DMD*基因第63号至第67号外显子序列倒位（chrX：31208712-31285846，INV），倒位序列长度77.134Kb；2个半合子易位变异（chrX：31285845：：chr1：116084036，TRA chrX：31208712：：chr1：116084053，TRA）属于平衡异位。参照美国医学遗传学与基因组学会（ACMG）发布的最新版基因变异解读标准和指南判定该倒位变异及易位变异均为致病性变异（Pathogenic：PVS1+PM1+PM2_Supporting；Pathogenic：PVS1+PM1+PM2_Supporting）。

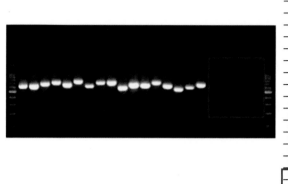

1	DMDe1-7-F
2	DMDe6-10-F
3	DMDe9-13-F
4	DMDe12-17-F
5	DMDe17-21-F
6	DMDe20-24-F
7	DMDe23-27-F
8	DMDe26-30-F
9	DMDe30-34-F
10	DMDe34-37-F
11	DMDe37-41-F
12	DMDe40-44-F
13	DMDe43-47-F
14	DMDe46-50-F
15	DMDe49-53-F
16	DMDe52-55-F
17	DMDe55-59-F
18	DMDe58-63-F
19	DMDe61-67-F
20	DMDe65-70-F
21	DMDe69-75-F
22	DMDe75-79-F

图 9-4　DMD 基因 mRNA 测序

五、病例特点及确定诊断

本例患者为学龄期儿童，自幼起病，运动发育里程碑较同龄人落后，肢体无力进行性加重，以近端为主的对称性无力，下肢为著；学习及记忆力差。其母亲有类似症状，37岁因心脏衰竭过世。主要阳性体征为四肢肌力下降，双侧腓肠肌假性肥大。CK 显著升高，大于 10000U/L，临床符合遗传性肌营养不良特征，但全外显子组测序阴性。进一步肌肉活检证实，Dystrophin 蛋白 N、R、C 均缺失；三代测序确诊为染色体结构异常的 DMD。

六、疾病综述

DMD 是一种由 Dystrophin 基因不同类型变异引起的 X- 连锁隐性遗传病，是儿童中最常见的神经肌肉病。其发病率在活产男婴中约为 1/3500，中国有 7 万人以上的患儿。

DMD 基因定位于 Xp21.2，全长约 2.4MB，我国患者中 70%～75% 是大片段的缺失/重复突变，点突变占 30% 左右，少数患者存在复杂染色体重排、X 染色体与常染色体易位。*DMD* 基因主要编码一种细胞骨架蛋白——抗肌萎缩蛋白（Dystrophin），Dystrophin 与其他糖蛋白共同组成抗肌萎缩蛋白相关蛋白复合体，维持肌细胞膜的结构完整和收缩功能。Dystrophin 的缺乏可能造成肌膜不稳定、异常的钙平衡和代谢损伤等病理过程，最终导致肌纤维退化。

DMD 患儿通常于出生后第一年出现运动发育里程碑落后，出生后 3～4 岁出现肌肉无力，早期症状是经常摔倒、不能跑步、蹲起和爬楼梯困难、鸭步及 Gowers' 征阳性。7 岁后病情进展加速，逐渐出现脊柱侧凸和关节挛缩，同时伴有心脏功能受损，心肌病及心脏衰竭的风险随年龄增加逐渐增高。查体可发现双侧腓肠肌假性肥大，腱反射减弱或消失，肌无力自躯干和四肢近端开始发展，晚期可累及面肌，四肢近端肌肉萎缩明显，如无治疗和干预，多在12岁前丧失独立行走能力，存活时间较少超过20岁，常由于出现心脏和呼吸衰竭及其并发症致死。此外，部分患儿患有智力障碍、孤独症谱系障碍和注意力障碍。DMD患儿的母亲常为基因携带者，其临床表现多正常，少数会出现肌肉症状，如疼痛、抽筋或无力，以及伴有心脏、学习或行为问题。

DMD患儿血清肌酸激酶在病程早期显著升高，常高出正常上限值数十至数百倍，当临床症状不突出时，常被误诊为心肌病或肝损伤。随病情的不断进展，由于大量肌纤维变性、坏死，逐渐被结缔组织和脂肪组织所取代，肌酸激酶有下降趋势。肌电图检查呈典型肌源性损害表现。肌肉核磁显示肌肉水肿和脂肪浸润，主要影响股二头肌长头、股外侧肌、臀大肌和内收肌，由于选择性保留股薄肌、缝匠肌、长收肌和半腱肌，呈"三叶一果"征。肌肉活检病理显示肌纤维大小不等和圆形化，逐步由脂肪和结缔组织取代肌肉，伴有肌纤维变性、坏死、单核细胞浸润及再生肌纤维。免疫组化示Dystrophin完全或几乎完全缺失是典型的DMD。

基因检测仍然是诊断DMD的主要手段，由于*DMD*基因多数为大片段缺失，在临床上多重连接探针扩增技术（MLPA）常被作为首选检查，若未发现阳性结果，则需要进一步检测其他变异，如微小突变或染色体结构异常等。

DMD起病隐匿，进展快，预后不良。目前尚无有效治疗措施，早期诊断有利于对尚未病变的肌纤维进行干预保护，从而延缓疾病的进展。糖皮质激素是目前被循证医学证实的可以有效延缓运动功能丧失及预防脊柱侧弯的药物，同时一些新治疗手段，如基因治疗（如反义寡核苷酸外显子跳跃）、干细胞移植以及上调Utrophin蛋白表达等也在被积极探索中。除此之外，进行定期的心肺功能监测及其他对症支持治疗是必要的，早期检测出家族中女性携带者并进行遗传咨询和产前诊断具有重要意义。

七、疾病感悟

目前DMD诊断主要依靠临床表现、体格检查及基因检测确诊，临床上对患儿进行肌肉活检的情况逐渐减少。但全外显子或*DMD*基因的MLPA测序无法检测出深度内含子突变或染色体结构异常，对于目前基因检测无法判断的患儿，仍需行肌肉活检Dystrophin免疫组化染色判断是否存在Dystrophin蛋白缺失或进行*DMD*基因mRNA水平分析，辅助临床医师对疾病的诊断。

（笪宇威 王亚叶）

参考文献

[1] Yiu EM, Kornberg AJ. Duchenne muscular dystrophy [J]. J Paediatr Child H, 2015, 51 (8): 759-764.

[2] Grounds MD, Terrill JR, Al-Mshhdani BA, et al. Biomarkers for Duchenne muscular dystrophy: myonecrosis, inflammation and oxidative stress [J]. Dis Model Mech, 2020, 13 (2): dmm043638.

[3] Doorenweerd N, Straathof CS, Dumas EM, et al. Reduced cerebral gray matter and altered white matter in boys with Duchenne muscular dystrophy [J]. Ann Neurol, 2014, 76 (3): 403-411.

[4] Ishizaki M, Kobayashi M, Adachi K, et al. Female dystrophinopathy: Review of current literature [J]. Neuromuscular Disorders, 2018, 28 (7): 572-581.

[5] Sun C, Shen L, Zhang Z, et al. Therapeutic strategies for Duchenne muscular dystrophy: An update [J]. Genes (Basel), 2020, 11 (8): 837.

病例10　反复摔倒致膝盖粉碎性骨折的肢带型肌营养不良

肢带型肌营养不良（LGMD）是成人常见的肌营养不良，早期可能仅表现为骨盆带肌无力，随疾病进展可累及肩胛带肌。此类患者往往髂腰肌无力重于股四头肌，患者平路行走一般不容易摔倒，本例患者恰巧相反。

一、病史

患者，男性，47岁。

【主诉】双下肢无力4年余，加重伴双上肢无力6个月余。

【现病史】患者4年余前无明显诱因出现双下肢无力，病初仅表现为下蹲后站起费力，行走正常，可以上下楼梯。无力症状缓慢加重，2年前出现走平路500m左右无力加重、易摔倒，摔倒方式基本是膝盖跪地；同时发现双大腿较前变细。6个月前双下肢无力进一步加重，上下楼梯困难，需手扶栏杆，并频繁跌倒，膝部着地，致双膝关节粉碎性骨折；同时出现上肢无力，表现为提重物困难，刷牙、持筷、写字均无异常。病程中无晨轻暮重和症状波动，无肌肉疼痛和肉跳，无肢体麻木和其他感觉异常，二便正常，体重无明显变化。

【既往史】白内障手术史。

【家族史】患者父亲、姑姑、一个妹妹和一个堂哥存在相似临床症状。

二、体格检查

体温36.4℃，脉搏66次/min，呼吸16次/min，血压110/75mmHg。内科查体未见异常。

【神经系统查体】神清语利，颅神经检查未见异常。双上肢近端肩外展肌力4级，伸肘、屈肘肌力4+级，远端肌力5级；双下肢伸髋、屈髋肌力4级，伸膝、屈膝肌力3+级，远端肌力5级。四肢近端肌肉萎缩。双上肢腱反射（++），双下肢腱反射减弱，病理征阴性。

三、辅助检查

【**血液学检查**】CK 167U/L（24～195U/L），空腹血糖7.13mmol/L（3.9～6.1mmol/L），糖化血红蛋白6.3%，血常规、肝肾功、血清离子、甲状腺功能五项、肌炎抗体谱、抗核抗体谱、肿瘤和副肿瘤标志物均未见明显异常。

【**心电图、心脏超声**】未见异常。

【**肌电图检查**】四肢神经传导速度未见明显异常；针极肌电图提示肌源性损害。

【**双大腿MRI平扫**】双侧大腿肌肉萎缩及脂肪变性，以大腿前侧及内侧肌群为主，长收肌相对保留（图10-1）。

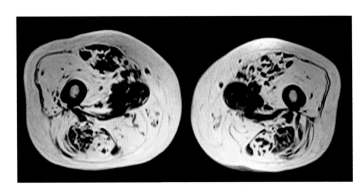

图10-1　双大腿MRI平扫

【**肌肉活检（左侧股四头肌）**】肌源性合并轻度神经源性改变，可见肌纤维大小不等，散在或成群的小角形肌纤维，偶见变性肌纤维。部分肌纤维内可见镶边空泡，苏木素伊红（HE）染色可见嗜碱性颗粒堆积，改良Gormori染色为紫红色（图10-2）。

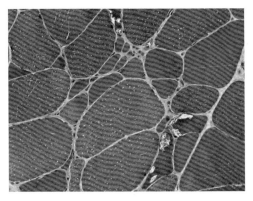 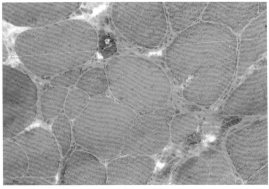

图10-2　左侧股四头肌活检

左侧为HE染色，右侧为改良Gormori染色

四、进一步检查和结果

全外显子组基因测序结果显示异质核核糖核蛋白D样（heterogeneous nuclear ribonuc-leoprotein D like，*HNRNPDL*）基因杂合突变，突变位点c. 1132G＞A（p. D378N）。随后对家系中相关成员进行基因验证，验证结果为发病成员的基因突变位点均与先证者一致，未发病者无此基因突变，即存在家系共分离。

五、病例特点及确定诊断

本例中年男性，隐匿起病，缓慢进展，病程4年余。主要表现为双下肢近端无力，对称性起病，突出特点为股四头肌无力重于髂腰肌，频繁跪倒，随病情进展逐渐累及上肢近端，伴肌肉萎缩。既往有白内障手术史；家族中多人有类似临床表现。主要阳性体征：四肢近端肌力3+～4+级。CK正常；肌电图提示肌源性损害；大腿MRI双侧大腿肌肉萎缩并脂肪变性；肌肉活检可见肌源性合并神经源性损害，伴镶边空泡。患者临床表现为常染色体显性遗传的肌营养不良（LGMD D），突出的病理改变为多个肌纤维内有典型的镶边空泡，最后经基因检测确诊为LGMD D3型。

六、疾病综述

LGMD是一组因肌纤维的丢失导致的进行性加重的，以肢体近端肌肉无力为主的遗传性骨骼肌疾病。按照2017年欧洲神经肌肉病中心（ENMC）提出的分类方法，分为常染色体显性遗传的LGMD（D1～D5）亚型，及常染色体隐性遗传的LGMD（R1～R24）亚型。各亚型在发病年龄、临床表型、病理及遗传方式等方面均存在差异。常染色体隐性遗传型较常见，发病较早，症状较重。在儿童、青春期或成年时起病，表现为骨盆带肌和肩胛带肌的肌肉萎缩、无力，以致患者上楼困难，蹲起费力，双上肢上举困难，出现翼状肩胛，面肌一般不受累，可有腓肠肌假性肥大。膝腱反射较踝反射消失早。部分患者可有心脏受累。血清肌酶明显升高，肌电图呈肌源性损害，肌肉活检为肌营养不良病理改变，各亚型的区分需依赖检测缺陷蛋白的免疫组织化学和基因诊断。由于显著的异质性，须与假肥大型肌营养不良、FSHD、强直性肌营养不良进行鉴别，还要与先天性肌营养不良、肌原纤维肌病、代谢性疾病，甚至脊髓性肌萎缩等神经肌肉疾病进行鉴别。

LGMD D3（既往被称为LGMD 1G）已被证明是由编码RNA加工蛋白的HNRNPDL基因的类朊蛋白域突变所致，迄今为止，全球只有7个家系报道，分别来自巴西、乌拉圭、中国、阿根廷、意大利和西班牙。本病临床表现多样，报道起病年龄最早的是15岁，多数患者中年以后起病，病情进展缓慢，主要为进行性的肢体近端无力，尤其是股四头肌早期受累可能与患者频繁双膝跪地摔倒有关。部分患者亦出现远端和呼吸肌受累，最早报道的2个家系均有手指及足趾的屈曲受限的特点，本家系无此特征。

LGMD D3肌肉病理可见肌源性及神经源性改变，且可见镶边空泡（RV）。肌肉病理上的镶边空泡可见于多种肌病，如遗传性包涵体肌病，家族性和散发性远端型肌病，股四头肌豁免的家族性镶边空泡性肌病，眼咽性肌营养不良，眼咽远端型肌营养不良和肌原纤维肌病以及LGMD。进行性近端肢体无力伴肌肉病理RV可见于常染色体显性遗传LGMD D1，D2，D3（传统命名方法中的LGMD1D，1F，1G），常染色体隐性遗传LGMD R7（LGMD2G）和LGMD R9（LGMD2I）。目前报道的基因突变位置全部在HNRNPDL基因p. D378，可见该位置是本病的热点突变点。

LGMD的诊断依靠临床表现进行加重的骨盆带肌伴或不伴肩胛带肌的无力和萎缩，部分患者有腓肠肌假性肥大；血清CK水平正常至中度升高；肌电图呈肌源性损害；肌肉病理呈肌营养不良表现，多数可获得临床诊断。进一步确诊或具体分型诊断依赖于特异性抗体进行肌肉免疫组织化学染色，以及基因检测。但仍有一部分家系迄今为止不能找到致病基因。

本病尚无特效治疗方法，目前仍以支持治疗为主。适当锻炼，合理营养以及物理治疗，对尽可能长地保持运动功能具有重要作用。处理相关并发症及合并症，尽可能延长生存期。近年来，基因治疗、细胞治疗及小分子药物均在研究中，但由于数据有限，故这些治疗的有效性及安全性有待明确。

七、疾病感悟

LGMD患者往往表现为髂腰肌无力重于股四头肌无力，即屈髋无力重于伸膝无力，平路行走能力会维持很长时间，可根据临床表现进行诊断。本家系患者相反，因股四头肌早期受累导致患者频繁双膝跪地摔倒，是本家系患者特征性表现，结合肌肉病理有镶边空泡，对于没有家族史的散发病例，应注意鉴别散发性包涵体肌炎，后者以股四头肌早期受累为突出表现。另外值得注意的是，肌肉活检有明显的镶边空泡可见于5种肢带型肌营养不良。

（笪宇威）

参考文献

［1］ Straub V, Murphy A, Udd B. 229th ENMC international workshop: Limb girdle muscular dystrophies—nomenclature and reformed classification Naarden, the Netherlands, 17-19 March 2017 [J]. Neuromuscul Disord, 2018, 28 (8): 702-710.

［2］ Vieira NM, Naslavsky MS, Licinio L, et al. A defect in the RNA-processing protein HNRPDL causes limb-girdle muscular dystrophy 1G (LGMD1G) [J]. Hum Mol Genet, 2014, 23 (15): 4103-4110.

［3］ Sun YA, Chen H, Lu Y, et al. Limb girdle muscular dystrophy D3 HNRNPDL related in a Chinese family with distal muscle weakness caused by a mutation in the prion-like domain [J]. J neurol, 2019, 266 (2): 498-506.

［4］ Malfatti E, Cassandrini D, Rubegni A, et al. Respiratory muscle involvement in HNRNPDL LGMD D3 muscular dystrophy: an extensive clinical description of the first Italian patient [J]. Acta Myologica: Myopathies and Cardiomyopathies, 2020, 39 (2): 98-100.

［5］ Berardo A, Lornage X, Johari M, et al. HNRNPDL-related muscular dystrophy: expanding the clinical, morphological and MRI phenotypes [J]. J Neurol, 2019, 266: 2524-2534.

病例11 特色鲜明的强直性肌营养不良

一、病史

患者，男性，28岁。

【主诉】双手笨拙10年，加重伴双下肢无力4年，言语不清伴睡眠增多2年。

【现病史】患者于10年前无意间发现双手笨拙，握拳或持物后不能立即放松，偶有发作，寒冷时明显。4年前开始上述症状加重，并偶有绊倒，同时发现双小腿变细。近2年家属发现其说话鼻音，睡眠增多，每日需睡眠12h以上。病程中无吞咽困难、饮水呛咳，无感觉异常，二便正常，体重无明显变化。

【既往史】体健，否认糖尿病病史。

【家族史】家族中父母均患"脑出血"去世，兄弟姐妹7人中大哥有类似病史，且自幼发病，病情较重，不能行走。

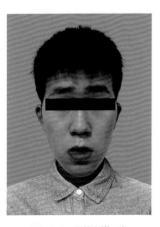

图11-1 "斧型"脸

二、体格检查

体温36.8℃，呼吸20次/min，心率70次/min，血压110/75mmHg。面颊瘦长，呈"斧型"脸（图11-1）。内科查体未见异常。

【神经系统体检】神清，说话鼻音，高级皮层功能粗测正常。闭目鼓腮力弱，颞肌咬肌萎缩，屈颈肌力5-级，转颈耸肩肌力5级。双上肢肌力和双下肢近端肌力5级，下肢远端背屈和跖屈肌力4级，四肢肌张力正常，双小腿肌肉萎缩；双手握拳后不能立即放松，双侧大鱼际肌可见叩击性肌强直；四肢腱反射减弱，病理征阴性，感觉系统和共济运动正常。

三、辅助检查

【**血液学检查**】CK 367U/L（38-174U/L），空腹血糖7.13mmol/L（3.5～5.5mmol/L），糖化血红蛋白6.3%，血常规、肝肾功、电解质、甲状腺功能、肌炎抗体谱、抗核抗体谱、肿瘤和副肿瘤标志物均未见明显异常。

【**心电图**】房室传导阻滞，QT间期延长。

【**心脏超声**】未见异常。

【**肌电图检查**】四肢神经传导速度未见明显异常；针极肌电图提示肌源性损害，所有被检肌肉均可见肌强直电位。

【**头颅MRI**】脑内多发脑白质变性（图11-2）。

【**肌肉活检（左侧胫前肌）**】肌束衣、肌内衣轻度增生，肌纤维大小不等，核内移明显增加（图11-3）。

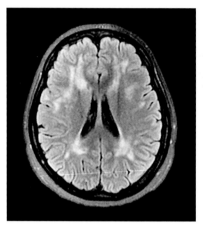

图11-2　头颅MRI

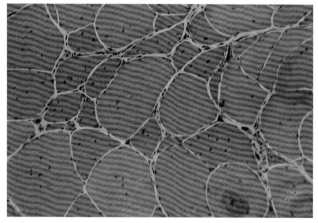

图11-3　左侧肱二头肌活检

四、进一步检查和结果

强直性肌营养不良1型 *DMPK* 基因检测结果显示5′非编码区CAG重复次数分别是5和大于50次。

五、病例特点及确定诊断

本例青年男性，隐匿起病，缓慢进展，病程20年。主要表现为握拳或持物后不能立即放松，随病情进展逐渐出现双下肢远端无力伴肌肉萎缩，近两年言语不清和睡眠增多。家族中哥哥有类似临床表现，自幼发病。主要阳性体征：面肌和屈颈肌轻度无力，双下肢远端肌力4级伴肌萎缩。CK轻度升高；心电图示房室传导阻滞；肌电图提示肌源性损害伴大量肌强直电位；头颅MRI示轻度白质变性；肌肉活检可见肌营养不良改变，突出特点为核内移和环状纤维。患者临床表现为强直性肌营养不良（myotonic dystrophy，DM），肌电图和病理改变亦提示DM，经基因检测确诊为DM1型。

六、疾病综述

　　DM是一类常染色体显性遗传性疾病，也是成人发病的肌营养不良中最常见的类型，其发病率为（3～15）/10万。主要表现为缓慢进展的肌无力、萎缩及肌强直，另一突出临床特点是伴有多系统受累，包括心脏、晶状体、内分泌腺及中枢神经系统等。根据致病基因不同，可将DM分为DM1型和DM2型。其中DM1型根据起病年龄分为：先天型、儿童型和成人型。DM2主要为成人型，我国患者基本为DM1型。

　　DM1型致病基因是肌营养不良蛋白激酶（*DMPK*）基因5′端非翻译区的CTG重复序列异常扩增，正常人CTG重复扩增序列拷贝数在5～34次之间，而DM1型患者CTG拷贝数可扩增至数百至数千次。但重复序列的异常扩增是如何引起复杂的临床表现的，目前仍未完全明确。现有的证据显示重复序列的异常扩增可能对非DM位点的其他基因产生毒性效应。CUG/CCUG重复序列折叠成RNA发夹结构，不能被转运出细胞核，从而在细胞核内形成核聚集灶；同时，突变的RNA改变了RNA结合蛋白（MBNL1）的活性，导致其他基因的异常剪接和功能异常，引起细胞毒性（图11-4）。

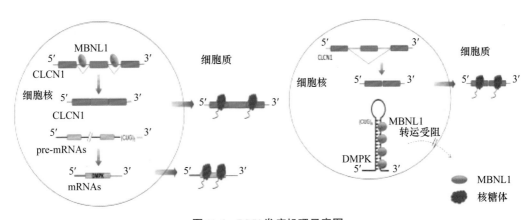

图11-4　DM1发病机理示意图

左图显示MBNL1存在时骨骼肌氯通道的正常剪切拼接；右图显示DMPK mRNA内
RNA重复扩增，与RNA结合蛋白MBNL1结合，MBNL1的丢失导致了胎儿转录本的
保留和氯通道的丢失，引起临床上的肌强直表现

　　DM临床特点为骨骼肌无力和肌强直，并且伴有多系统受累症状，如心脏传导异常、白内障及内分泌异常等。DM2型的严重程度通常较DM1型轻。

　　骨骼肌受累：无力症状早期可见于上睑提肌和颞肌和四肢远端，表现为手指灵活度受损以及足下垂。DM患者因颞肌、咬肌萎缩，颧骨突出，高腭弓，面颊瘦长，呈典型"斧型脸"。胸锁乳突肌萎缩导致颈部细长，头前倾，呈"鹅颈"样。肌强直的表现为肌肉用力收缩后不能正常放松，或放松异常缓慢，肌强直可影响面肌及舌肌，进而影响说话和咀嚼；影响手部肌群表现为用力握拳后松开困难，叩诊可见"肌球"现象。肌强直在疾病早期最显著，且寒冷和应激可能使之加重，而随着肌无力的进展，肌强直症状可能会消失。

骨骼肌以外的系统性损害：心脏受累主要包括心脏传导异常和心律失常等。最常见的心脏受累症状是传导阻滞，严重者可诱发晕厥和猝死。心电图可见传导阻滞，无症状的DM患者心电图可见PR或QRS间期延长。超过80%的DM患者有晶状体的异常，裂隙灯检出白内障有助于早期诊断，其中一部分患者无症状，并且白内障发生率随年龄增加而增加。该类患者可伴有多种内分泌异常，男性可有前额秃顶，睾丸萎缩并生殖功能下降的症状。胃肠平滑肌受累在DM患者中较常见，包括吞咽困难、反酸、腹痛、腹泻及便秘等症状。部分DM患者伴有认知功能障碍及睡眠障碍。因此，本病诊断明确后，务必注意筛查上述多系统亚临床受累情况，心脏方面的检查除了心电图外还要完善动态心电图、心脏超声评估心脏功能，尤其需要关注心脏传导系统受累，重度房室传导阻滞可引发患者猝死。

需要注意的是全外显子测序不适合于本病，应选择适合于动态突变的检测方法（如毛细管电泳法等）检测*DMPK*基因5′端非翻译区的CTG重复序列异常扩增次数。

DM尚无特效治疗方案，目前主要是对症治疗。控制患者的肌强直症状，可选用苯妥英钠、美西律或奎宁治疗，但要注意有心脏传导阻滞者禁用奎宁。白内障可考虑手术治疗。进行心脏传导功能监测，严重者及时安装起搏器，尽早干预治疗，避免心源性猝死的发生。

个体间预后差别很大。通常起病越早预后越差，部分患者易在45～50岁发生心源性猝死。症状轻者生活可自理，寿命接近正常。

七、诊断感悟

典型的DM患者，临床就诊时最常见的主诉是肢体无力和萎缩，而不是活动不灵活。如患者没有感觉症状，有双手和/或双下肢远端无力（跨阈步态），需考虑DM的可能，即询问其是否有握拳放松困难，并进行查体。该临床线索对于诊断较为重要。当然，如果患者有明显脱发、鹅颈和"斧头型"脸，也是相对特征的诊断线索。

（笪宇威）

参考文献

［1］ Ozimski LL, Sabater-Arcis M, Bargiela A, et al. The hallmarks of myotonic dystrophy type 1 muscle dysfunction [J]. Biol Rev Camb Philos Soc, 2021, 96 (2): 716-730.

［2］ Cooper TA. A reversal of misfortune for myotonic dystrophy? [J]. N Engl J Med, 2006, 355 (17): 1825-1827.

［3］ Cho DH, Tapscott SJ. Myotonic dystrophy: emerging mechanisms for DM1 and DM2 [J]. Biochim Biophys Acta, 2007, 1772 (2): 195-204.

［4］ Johnson NE. Myotonic Muscular Dystrophies [J]. Continuum (Minneapolis, Minn.), 2019, 25 (6): 1682-1695.

病例12 典型的面肩肱型肌营养不良

面肩肱型肌营养不良（facioscapulohumeral muscular dystrophy，FSHD）是仅次于 Duchenne 型肌营养不良和强直性肌营养不良的第三常见的肌营养不良症，认识本病的临床特点，诊断不难。

病例A

一、病史

患者，女性，18岁。

【主诉】四肢无力5年。

【现病史】患者5年前出现跑步速度较同龄人明显减慢，行走速度正常。3年前下蹲起立费力，需要拉拽物体才能站起，同时发现梳头时上臂抬举费力。2年前跑步易摔倒，但行走正常。病程中无吞咽咀嚼费力和呼吸困难，无肢体麻木，无晨轻暮重。

患者家人发现其自幼不能鼓腮、吹哨，笑容不自然，面部表情少。自起病后，患者精神、饮食睡眠可，大小便正常，体重无明显变化。

【既往史】体健。

【家族史】否认家族遗传病病史。

【体格检查】体温36.0℃，呼吸17次/min，心率70次/min，血压110/85mmHg。内科查体：步入诊室，步态正常。胸廓塌陷，锁骨突出明显，余内科查体未见异常。神经系统：神清语利，高级皮层功能正常。闭目无力，鼓腮不能（图12-1 A），余颅神经检查为阴性。双上肢平伸不能，翼状肩胛（图12-1 B），双侧肱二头肌肌力4级，肱三头肌肌力4-级，远端肌力5级，双下肢近端肌力4级，远端肌力5级，Beevor征（＋），上肢近端肌肉、胸大肌萎缩明显；四肢肌张力正常，双膝反射（－），余腱反射对称引出，病理征阴性，感觉系统和共济运动正常。

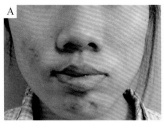 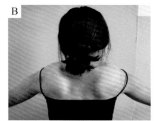 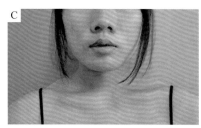

图 12-1　体格检查结果

A. 鼓腮不能；B. 上肢抬举受限，翼状肩胛；C. 胸大肌萎缩，锁骨突显

二、辅助检查

【血液学检查】CK 467U/L（38～174U/L），常规、生化、甲状腺功能、肌炎抗体谱、抗核抗体抗体谱、肿瘤和副肿瘤标志物均未见明显异常。

【心电图和心动超声】未见异常。

【肌电图检查】四肢神经传导速度未见明显异常；针极肌电图提示肌源性损害。

【院外全外显子基因检测】未发现明确致病基因。

三、进一步检查和结果

面肩肱型肌营养不良基因检测：检测到受检者染色体 4q35 区域 D4Z4 重复数分别为 7 和 30。

四、病例特点及确定诊断

青年女性，隐匿起病，缓慢进展，自幼发病，表现为面肌无力，13 岁后出现对称性肢体无力，从下肢发展至上肢。查体发现闭目无力，鼓腮不能，四肢近端肌力 4 级左右，远端 5 级，翼状肩胛，Beevor 征阳性，胸大肌和上肢近端萎缩明显，临床符合典型的 FSHD 表现。CK 轻度升高，肌电图呈肌源性损害，基因检测发现 4q35 区域 D4Z4 重复数小于 10，确诊 FSHD 的诊断。

病例 B

一、病史

患者，男性，49 岁。

【主诉】左下肢无力 4 年。

【现病史】患者 4 年前无意间发现左脚背抬起困难，后逐渐加重。1 年前出现走路速度变慢，跑步困难。右下肢力量好，青少年期出现双上肢抬举无力，家人发现其肩胛骨突出，吹口哨正常。病程中无肢体麻木、疼痛，无肌肉跳动、抽筋，上肢无力无明显进展。二便正常，体重无明显变化。

【既往史】体健。

【家族史】否认家族中类似表现。

【体格检查】体温36.5℃，呼吸19次/min，心率78次/min，血压130/85mmHg。内科查体：步入诊室，左足跨阈步态，右侧正常，腰椎前突。神经系统体检：神清语利，高级皮层功能正常。肌病面容，闭目鼓腮无力，余颅神经检查为阴性。双上肢肌力5级，双下肢近端肌力及右下肢远端肌力5级，左踝背屈0级，跖屈5级，Beevor征（＋）；胸大肌萎缩不明显，有轻度"翼状肩胛"，下肢左胫前肌萎缩，其余部位未见明确萎缩。四肢肌张力正常，四肢腱反射（＋＋），病理征阴性，感觉系统和共济运动正常。

二、辅助检查

【血液学检查】CK 401U/L，常规、生化、甲状腺功能、抗核抗体谱均未见明显异常。

【心电图和心动超声】未见异常。

【肌电图检查】四肢神经传导速度未见明显异常；针极肌电图提示肌源性损害。

【双小腿MRI】胫前肌和腓骨长短肌左侧没有完全脂肪化，右侧部分脂肪化（图12-2A），压脂像可见双侧水肿（图12-2B）。

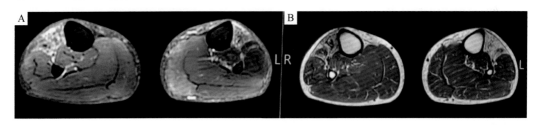

图12-2　双小腿上部MRI
胫前肌和腓骨长短肌左侧几乎脂肪化，右侧部分脂肪化

三、进一步检查和结果

面肩肱型肌营养不良基因检测：检测到受检者染色体4q35区域D4Z4重复数分别为6和13。

四、病例特点及确定诊断

中年男性，隐匿起病，以单下肢远端无力起病，缓慢进展，就诊时没有其他不适。但追问病史青少年期出现双上肢抬举无力，家人发现其肩胛骨突出。查体发现肌病面容，闭目鼓腮无力，胸大肌肌力4-级，左踝背屈0级，跖屈5级，Beevor征（＋），临床符合不对称起病的FSHD。基因检测发现4q35区域D4Z4重复数两条染色体分别是6和13，其中一条上小于10，确诊FSHD。

五、疾病综述

FSHD为常染色显性遗传，部分病例为散发性。患病率为（4～12）/10万。在儿童至成年期的任何年龄均可发生，但通常在10～30岁之间出现。

FSHD的确切发病机制尚不明确，但目前的证据表明其最可能的发病原因是双同源框蛋白4（*DUX4*）基因的不当表达导致。*DUX4*基因是一个位于染色体4q35区远端的D4Z4串联重复序列上的逆转录基因，该基因正常情况下在生殖组织中表达，在体细胞组织中通常受到表观遗传学抑制而不进行转录。

健康人群中的D4Z4重复单元数量为11～100。大约95%的FSHD患者4q35区域内的串联重复序列（D4Z4，每个长3.3kb）呈整数倍缺失，一条D4Z4等位基因缩短（1～10个重复单元）；另一条D4Z4等位基因的重复序列数量正常，这种情况称为FSHD1。D4Z4的缩短会导致DNA低甲基化以及D4Z4重复序列的抑制性异染色质的减少，进而导致染色质结构的疏松，使得DUX4基因得以表达。在D4Z4重复序列的远端，染色体有两种主要的单体型：4qA单体型和4qB单体型，只有在4qA单体型中包含多聚腺苷酸化信号，重复序列缩短及染色质疏松必须发生在特定的4qA单体型才具有致病性，而在4qB单体型则不会引起该疾病。

约5%的FSHD患者没有D4Z4重复序列的缩短，而是D4Z4的两条等位基因均存在DNA低甲基化（由表观遗传修饰因子如*SMCHD1*和*DNMT3B*的突变导致），进而引起DUX4的转录。并且，*SMCHD1*基因可能在FSHD1型患者的疾病严重程度中有调节作用，伴有*SMCHD1*基因突变的FSHD1型患者的临床症状可能更重。目前的研究一致认为，无论是FSHD1型还是FSHD2型最终都是通过DUX4转录产物在肌肉细胞中产生毒性作用而致病的。

本病典型的临床表现是面部肌肉首先受累，但容易被患者忽略，多在临床医生查体时发现其存在闭目力弱，鼓腮费力，追问病史可知既往存在不能吹口哨，面部表情少。部分患者由于口轮匝肌假性肥大，唇部外翘呈"鱼嘴"样外观。肩胛带肌及上臂肌群无力表现为上肢抬举费力，查体可见"翼状肩胛"；随着疾病进展，无力症状可累及小腿肌群，表现为"足下垂"；躯干肌受累，多为下部腹肌无力，可表现为Beevor征阳性（仰卧位时做屈颈动作可见脐孔向上偏移）；并可见腹部隆起，腰椎前凸；骨盆带肌无力时，可表现为蹲起及上下楼梯费力，行走时呈"摇摆步态"。肌肉萎缩多见于胸大肌（锁骨突出）、肩胛带肌、肱二头肌和肱三头肌（图12-3），三角肌及前臂肌群通常不受累。以上症状及体征通常存在不对称性，为该病的特征性

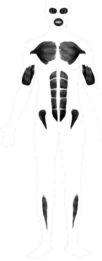

图12-3　肌肉萎缩常见部位

表现。

根据患者典型的临床表现，出现以面肌、肩胛带肌及上臂肌群为主的无力，三角肌通常不受累，部分患者可能以下肢远端无力如"足下垂"就诊（病例B），但查体几乎均会发现一定程度的面部及肩胛带肌的无力。要注意一些特殊的体征，如Beevor征阳性在FSHD的诊断中有很大价值，以及受累部位的不对称，结合上述症状及体征应考虑FSHD的可能。确诊需要基因检测，当临床怀疑FSHD时，可直接进行基因检测，无需进行肌肉活检等有创性操作，但如果针对FSHD1型及FSHD2型的基因检测结果均为阴性，则建议行肌电图及肌肉活检进一步寻找可能的诊断证据。

本病目前无特效治疗，主要以支持治疗为主，如康复锻炼、疼痛缓解及骨科干预等。尚需检测潜在的眼部、听力及心脏等问题。大多数FSHD进展缓慢，部分患者可终生无症状或仅有轻微症状，约20%的患者到后期需要依赖轮椅。寿命基本不会受到显著影响，接近正常人。

六、疾病感悟

典型的FSHD很容易诊断，表现为肌病面容，很多患者闭目露白，不能鼓腮。但患者就诊的主诉往往是肢体无力（上肢近端或下肢远端），尤其是不对称出现时（病例B），不熟悉肌病的临床医生需注意查面部肌肉，即可减少误诊或漏诊的可能性。另外，本例患者外院首诊时考虑了遗传性肌病，但未正确选择基因检测方法，全外显子检测无法检测到D4Z4重复序列数量，因此临床一旦怀疑FSHD，应该选择Bionano Saphyr光学图谱技术检测超长动态突变，可与检测公司提前进行沟通。

（笪宇威）

参考文献

［1］ Deenen JC, Arnts H, van der Maarel SM, et al. Population-based incidence and prevalence of facioscapulohumeral dystrophy [J]. Neurology, 2014, 83 (12): 1056-1059.

［2］ Cohen J, Desimone A, Lek M, et al. Therapeutic Approaches in facioscapulohumeral muscular dystrophy [J]. Trends Mol Med, 2021, 27 (2): 123-137.

［3］ Tyler KL. Acute viral encephalitis [J]. N Engl J Med, 2018, 379: 557-566.

［4］ Shahrizaila N, Wills AJ. Significance of Beevor's sign in facioscapulohumeral dystrophy and other neuromuscular diseases [J]. J Neurol Neurosurg Psychiatry, 2005, 76 (6): 869-870.

［5］ Wang LH, Tawil R. Current Therapeutic Approaches in FSHD [J]. J Neuromuscul Dis, 2021, 8 (3): 441-451.

病例13 双上肢远端起病的遗传性包涵体肌病

遗传性包涵体肌病（hereditary inclusion body myopathy，HIBM）又称GNE肌病或Nonaka肌病，患者起病形式一般为双下肢远端无力，足跟行走困难；上肢起病者临床罕见。

一、病史

患者，女性，28岁。

【主诉】渐进性双手无力5年，双下肢无力3年余。

【现病史】患者于5年前发现右手拇指按笔费力，症状逐渐加重。4年前发现双手握力差，抓握单杠费力；同时家人发现其走路姿势异常（外八字），但患者无自觉症状。3年前患者因意外跌倒致右足骨裂，卧床休息1个半月后下地行走时发现双足无力，踮脚尖费力，且不能足跟站立，伴左手食指僵硬感，弯曲手指时明显，系扣子费力。2年前出现发现小腿变细，双手无力加重，不能绑鱼线。1年前出现站立不稳，走路时绊倒3次。病程中无蹲起费力，无明显疲劳不耐受，但长时间行走伴腰痛。病来饮食睡眠可，二便正常。近期体重无明显减轻。

【既往史】体健。

【家族史】否认家族遗传病史；父母非近亲婚配。

二、体格检查

体温36.2℃，脉搏68次/min，呼吸16次/min，血压110/70mmHg。内科查体未见异常。

【神经系统查体】神清语利，脑神经检查未见异常。足跟、足尖站立不能，蹲起正常。伸颈肌力5级，屈颈肌力4+级，双上肢近端肌力5级，伸腕、屈腕、分并指、伸指肌力4级，屈指肌力3级；双下肢近端肌力5级，双足踝背屈3级，踝跖屈4+级，趾背屈2级，趾跖屈4级。双手大鱼际肌略萎缩；双小腿前后群肌肉均萎缩（图13-1）。四肢腱反射减弱，病理征阴性。

三、辅助检查

【血液学检查】CK 211.1U/L，血常规、肝肾功、血糖、电解质、甲状腺功能五项、肌

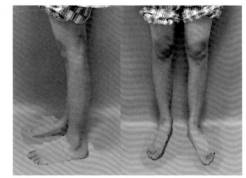

图13-1 小腿肌肉萎缩

炎抗体谱、抗核抗体谱、肿瘤和副肿瘤标志物均未见明显异常。

【心电图、心动超声、肺功能】未见异常。

【肌电图检查】EMG提示所检肌肉呈肌源性损害。

【双大腿MRI平扫】双侧大腿肌肉萎缩并脂肪化，以大腿后侧及内侧肌群为主（图13-2A）。

【双小腿MRI平扫】双侧小腿肌肉萎缩并脂肪化（图13-2B）。

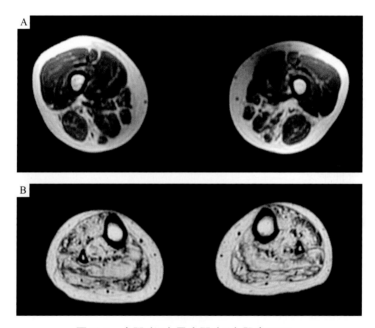

图13-2　大腿（A）及小腿（B）肌肉MRI

【肌肉活检（右腓肠肌）】空泡性肌病改变，合并轻度神经源性损害，可见肌纤维大小不等，萎缩肌纤维主要呈小角形，散在或小组样分布，未见肌纤维变性、坏死、吞噬，可见肌纤维再生，部分肌纤维内可见镶边空泡（图13-3）。

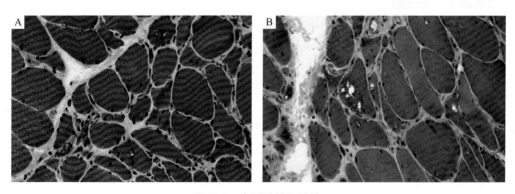

图13-3　右侧腓肠肌活检
A为HE染色；B为改良Gormori染色

四、进一步检查和结果

全外显子组基因测序结果显示GNE基因的复合杂合突变，突变位点分别为c.1096C＞T及c.1163+1G＞A。经家系验证，2个位点分别来自父母。

五、病例特点及确定诊断

患者为青年女性，隐匿起病，缓慢进展，病程5年。主要表现为上肢远端无力起病，逐渐累及下肢远端，伴肌肉萎缩。主要阳性体征：四肢远端肌力2～4+级。CK轻度升高；肌电图提示肌源性损害；双下肢肌肉MRI提示双侧大腿内侧群、后群肌肉及双小腿肌肉萎缩并脂肪化；肌肉活检显示空泡性肌病改变，合并轻度神经源性损害。最终经基因检测确诊为GNE肌病。

六、疾病综述

HIBM是一种罕见的常染色体隐性遗传的肌肉疾病，患病率为（1～9）/100万。GNE肌病是由编码唾液酸生物合成限速酶的GNE基因突变引起的，该病最初是由日本的Nonaka及以色列的Argov和Yarom首先报道的。由于其肌肉活检可见镶边空泡，并且首先累及胫骨前肌，曾被Nonaka描述为伴有镶边空泡的远端肌病，该病的特征主要为成年早期起病，大多数发病年龄在20～40岁之间；无力症状通常开始于小腿远端肌群，典型的是胫骨前肌首先受累，而股四头肌相对保留；CK正常或轻度升高；肌肉活检可见镶边空泡，无明显炎症、变性、坏死及再生肌纤维。

GNE基因定位于9p13.3，编码含有722个氨基酸的GNE酶，该酶同时具有差向异构酶和激酶活性，是唾液酸生物合成中的双功能限速酶，也是细胞表面唾液酸化的调节因子。底物UDP-GlcNAc来自葡萄糖，通过UDP-GlcNAc 2-epimerase酶转化为由GNE差向异构酶结构域编码的ManNAc，ManNAc被GNE激酶结构域编码的ManNAc激酶磷酸化。唾液酸（Neu5Ac）被细胞核中的CMP-唾液酸合成酶激活，CMP-唾液酸作为唾液酸供体，在高尔基体中对新生糖蛋白和糖脂进行唾液酸修饰（图13-4）。GNE基因突变导致酶活性下降，唾液酸的产生减少。正常的唾液酸化对骨骼肌糖蛋白功能至关重要。细胞表面异常的糖蛋白唾液酸化可能会干扰细胞黏附和信号转导，并引发肌原纤维变性。有证据表明肌细胞表面多糖的低唾液酸化在GNE肌病中起着重要的作用。

GNE肌病最常见的临床表现为不能抬脚趾或足下垂，患者通常因为垂足而容易被绊倒，并且多数患者在无力症状出现前可能被家人发现走路姿势的异常。随着疾病的进展，无力症状由下肢远端逐渐累及近端，导致蹲起及上下楼费力。但是股四头肌相对保留，是该病的一个显著特征，临床医生可以通过查体发现患者伸膝的肌力优于屈膝以及远端肌力，并且通过大腿及小腿肌肉MRI也可发现股四头肌相对保留的特征，

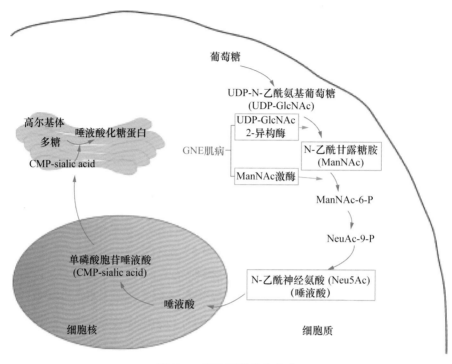

图 13-4　唾液酸的生物合成

此时则需要考虑GNE肌病的可能。值得注意的是，约5%的患者可能有早期股四头肌受累的迹象，这使得诊断更加困难。在疾病进展的过程中，步态的异常也同样需要受到关注，大多数患者会出现跨阈步态及平衡能力下降，这种平衡能力的下降主要与下肢远端的肌力下降有关，会增加患者摔倒的风险。上肢无力的症状通常出现在病程的5~10年，晚期也可能出现颈部无力。但也有少数患者以上肢无力起病，并且上肢无力可能是近端肩带肌也可能是远端手部无力。

该病通常不会影响吞咽功能及面部肌肉，仅有少数心肌受累的报道，但其与GNE肌病的相关性尚有待明确。呼吸功能下降通常出现在疾病晚期，多见于卧床或行动能力受限的患者，但很少有需要呼吸机辅助通气的情况。认知功能通常不受影响。

GNE肌病典型的肌肉病理改变包括镶边空泡，肌纤维大小不等，一般不伴有变性、坏死及再生肌纤维。镶边空泡的病理改变并不是GNE肌病的专有特征，在其他遗传性和获得性肌病中也可见到，另外，未发现镶边空泡也不能作为排除GNE肌病的依据。虽然炎症改变通常不是GNE肌病的特征，但也有炎症细胞侵入肌内膜的罕见病例报告，这可能会造成误诊为散发性包涵体肌炎的可能。如果病理结果未见到特征性的改变，还应考虑是否为取活检部位的选择错误所导致，由于该病股四头肌相对保留，故在怀疑GNE肌病时应尽量避免取股四头肌活检，此时肌肉磁共振对于活检部位的选择将有很大帮助。

　　对GNE肌病的诊断是基于临床和肌肉病理结果，并通过*GNE*基因的等位基因突变来证实。但由于该病早期的临床表现是非特异性的，股四头肌相对保留的特征也只有到疾病晚期才比较明显，故通常会导致诊断的延迟。目前，共有200余个突变位点与GNE肌病相关，其中大多数为错义突变，并且随着基因诊断技术的广泛应用，GNE肌病的基因谱仍在不断扩增中，而临床表型与基因型之间的相关性也是研究的重点。

　　目前尚无被批准的治疗该病的药物。现有的针对GNE肌病的靶向治疗方案均是基于提供唾液酸生物合成途径的前体（增加唾液酸化疗法），或通过基因或细胞治疗方法恢复UDP-N-乙酰氨基葡萄糖2-差向异构酶和N-乙酰甘露糖胺激酶的酶活性。上述治疗方法均处于研究阶段。

　　对症支持治疗包括使用踝足矫形器、手杖和助步器等辅助设备，避免跌倒的发生。肌肉过度使用或使用不足的两个极端都可能增加进展的速度。在可耐受的情况下，应鼓励GNE肌病患者进行平衡功能训练。首发症状出现后10～20年，患者可能丧失行走能力，需使用轮椅，此时应注意对呼吸功能的监测。

七、疾病感悟

　　对于双下肢远端无力起病，股四头肌相对保留的患者，肌肉活检发现镶边空泡，应考虑到GNE肌病的可能，但是少数患者可以上肢无力起病，如本例患者，需要医生详细询问病史，因为相对于不能抬脚趾、脚背的问题，手部的无力更容易受到患者的关注。

（笪宇威　孙亚南）

参考文献

［1］ Carrillo N, Malicdan MC, Huizing M. GNE myopathy: Etiology, diagnosis, and therapeutic challenges [J]. Neurotherapeutics, 2018, 15 (4): 900-914.

［2］ Nonaka I, Sunohara N, Satoyoshi E, et al. Autosomal recessive distal muscular dystrophy: a comparative study with distal myopathy with rimmed vacuole formation [J]. Ann Neurol, 1985, 17 (1): 51-59.

［3］ Argov Z, Yarom R. "Rimmed vacuole myopathy" sparing the quadriceps. A unique disorder in Iranian Jews [J]. J Neurol Sci, 1984, 64 (1): 33-43.

［4］ Malicdan MC, Noguchi S, Hayashi YK, et al. Prophylactic treatment with sialic acid metabolites precludes the development of the myopathic phenotype in the DMRV-hIBM mouse model [J]. Nat Med, 2009, 15 (6): 690-695.

［5］ Chai Y, Bertorini TE, Mcgrew FA. Hereditary inclusion-body myopathy associated with cardiomyopathy: report of two siblings [J]. Muscle Nerve, 2011, 43 (1): 133-136.

［6］ Nishino I, Carrillo-Carrasco N, Argov Z. GNE myopathy: current update and future therapy [J]. J Neurol Neurosurg Psychiatry, 2015, 86 (4): 385-392.

［7］ Kannan MA, Challa S, Urtizberea AJ, et al. Distal myopathy with rimmed vacuoles and inflammation: A genetically proven case [J]. Neurol India, 2012, 60 (6): 631-634.

病例14 酷似肢带型肌营养不良的晚发型蓬佩病

蓬佩病（Pompe disease）是一种罕见性疾病，又称为酸性麦芽糖酵素缺乏症（acid maltase deficiency，AMD）或糖原累积病Ⅱ型（GSD Ⅱ），临床突出特点为疲劳不耐受和早期呼吸肌受累。

一、病史

患者，女性，26岁。

【主诉】渐进性双下肢无力12年，双上肢无力2年。

【现病史】患者于12年前在学校体育课时感跑步费力，跟不上其他同学，行走正常，不影响日常生活。10年前上述症状加重，上公交车等较高台阶困难，跑步速度更慢，症状缓慢进展。2年前上楼梯、蹲起困难，需借助扶手完成，长时间行走无力加重；同时出现上肢无力情况，不能搬运重物，曾于外院行肌电图，提示肌源性损害，CK 1535U/L。病程中疲劳不耐受现象不突出，无晨轻暮重，无吞咽困难及饮水呛咳，无肢体麻木及肉跳，无二便障碍。

【既往史】生长发育正常，自小体育成绩差，未影响日常生活。

【个人生活史】原籍出生，无外地久居史，无地方病或传染病流行区居住史，无毒物、粉尘及放射性物质接触史，生活较规律，无吸烟、饮酒史，已婚。

【家族史】否认家族中类似病史。

二、体格检查

体温36.3℃，脉搏75次/min，呼吸18次/min，血压120/60mmHg。

【内科查体】消瘦，余未见异常。

【神经系统查体】神清语利，眼动各方向充分，闭目鼓腮有力，面纹对称，伸舌中，屈颈肌力4级，双侧肩外展、屈肘、屈指肌力4级，伸肘肌力3级，余上肢肌力5级；伸髋、屈髋肌力3级，伸膝、屈膝肌力4级，足跖屈、背屈肌力5-级，四肢近端肌萎缩。双下肢腱反射减弱，病理征阴性。深浅感觉正常，共济运动稳健。

三、辅助检查

【血液化验】CK 1151U/L（38～174U/L），ALT 107U/L（9～60U/L），AST 166U/L（15～45U/L），LDH 692U/L（109～245U/L），HBDH 534U/L（72～182U/L）。乳酸1.0mmol/L（0.5～1.6mmol/L）；血常规、肝肾功、电解质、甲状腺功能五项、肌炎抗体谱、抗核抗体谱、肿瘤和副肿瘤标志物检查均未见明显异常；血尿有机酸筛查：无明显异常。

【心电图】窦性心律不齐。

【心动超声】未见明显异常。

【肌电图】肌源性损害，右侧T9、T10椎旁肌静息状态下可见中等量正锐波、肌强直放电。

【肺功能】重度限制性通气功能障碍。

【双大腿MRI平扫】双侧大腿肌肉萎缩，双大腿上段片状高信号（图14-1）。

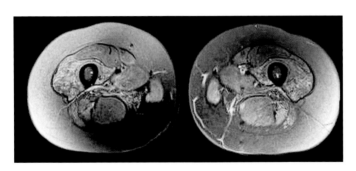

图14-1　双大腿MRI平扫压脂像

根据病史和上述检查结果，对患者进行了α-葡萄糖苷酶活性（GAA）检测和肌肉活检。GAA：1.9nmol/（h·mgPr）[62.3～301.7nmol/（h·mgPr）]；左肱二头肌的肌肉活检，肌肉组织主要病理改变为部分肌纤维内出现较多空泡（图14-2），部分空泡内可见嗜碱性物质，PAS染色可见空泡内深染物质沉积（图14-3），符合蓬佩病病理表现。

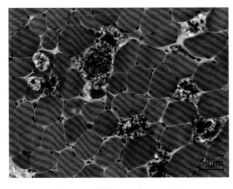

图14-2　肌肉活检HE染色

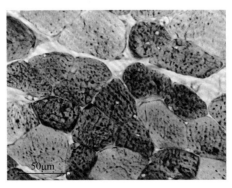

图14-3　PAS染色

四、进一步检查及结果

对患者进行 *GAA* 基因测序，结果显示患者 *GAA* 酶基因存在 c. 1822C＞T（p. R608*）、c. 2238G＞C（p. W746C）复合杂合突变。c. 1822C＞T（p. R608*）为无义突变，位于第 13 号外显子，导致蛋白翻译提前终止，已有报道见于蓬佩病患者；突变位点 c. 2238G＞C（p. W746C）位于 16 号外显子，为中国大陆及中国台湾晚发型蓬佩病（late onset pompe disease，LOPD）患者的热点突变。

五、病例特点及确定诊断

本例患者为青年女性，隐匿起病，缓慢进展，病程 10 余年；主要症状为以四肢近端为主的对称性肢体无力，下肢为著；个人史发现患者自小体育成绩差；主要阳性体征：颈屈肌及四肢近端肌力差伴肌萎缩；主要辅助检查：肺功能检查可见重度限制性通气功能障碍；肌电图提示肌源性损害，椎旁肌可见中等量正锐波、肌强直放电；大腿 MRI 双侧大腿肌肉萎缩并异常信号；肌肉活检提示大量糖原沉积于肌纤维内，肌纤维破坏。虽然患者主诉下肢无力比较常见，但查体发现患者的无力累及四肢和中轴肌肉，肺功能检查提示呼吸肌已严重受累，经过进一步检查，患者最后被确诊为晚发型蓬佩病（成人型）。

六、疾病综述

糖原代谢是体内糖代谢的重要组成部分，糖原贮存和代谢的主要器官组织是肝脏和肌肉。GAA 属于溶酶体酶，是糖原降解所必需的酶，其作用是使低聚糖和糖原分解成葡萄糖。蓬佩病是一种罕见的常染色体隐性遗传的溶酶体贮积病，病因为编码 GAA 的基因突变，导致糖原在溶酶体内分解障碍，大量的糖原在溶酶体内聚集，使溶酶体肿大、膜损伤后糖原漏出或溶酶体破裂，大量糖原被释放到胞质中，细胞器膨胀，细胞结构和功能受损，从而引起骨骼肌和心肌等多种组织的损伤（图 14-4）。糖原及破

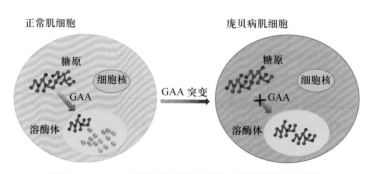

图 14-4　GAA 功能异常导致溶酶体内糖原蓄积模拟图

坏的水解物质进入胞质内，替代肌肉收缩物质，以及自吞噬作用的失衡，最终导致肌纤维的破坏。根据发病年龄、受累器官、进展情况，蓬佩病分为婴儿型（infant onset Pompe disease，IOPD）和LOPD。

LOPD患者可在1岁后发病，也可晚至60岁才发病，根据发病年龄不同，又分为儿童型和成年型（18岁后发病）。该病隐匿起病，以运动不耐受和缓慢进展的肢带肌无力和萎缩为主要表现，主要累及躯干肌、四肢近端肌群和呼吸肌，盆带肌多重于肩带肌，患者表现为仰卧起坐、上下楼梯及下蹲后起立困难，跑跳能力差。部分患者早期以呼吸肌受累为主，表现为咳嗽无力、活动后憋喘、端坐呼吸及夜间睡眠呼吸障碍，严重者可出现呼吸衰竭甚至昏迷。成年型LOPD患者常合并强直性脊柱炎或脊柱弯曲畸形，在疾病早期可能就诊于骨科或风湿科。在病程晚期，患者会出现面肌、咀嚼肌和舌肌受累症状，表现为言语含混不清，进食、咀嚼和吞咽困难。除骨骼肌受累外，成年型LOPD患者还可能有其他系统受累的症状，如肝肿大、肺动脉高压、餐后腹痛、慢性腹泻、脑血管病、心脏预激综合征、感音性耳聋、小纤维神经病等。呼吸衰竭是患者最常见致死原因。一般而言，患者起病越早，疾病进展越快、预后也越差。与欧美等国家患者比较，中国LOPD患者发病年龄更早、疾病进展更快、较早出现呼吸肌受累。

LOPD患者的诊断需依靠特征性临床表现及进一步辅助检查（图14-5）。其临床特征包括肢体近端无力和呼吸衰竭，患者呼吸肌受累发生隐匿，进展缓慢，部分患者可以没有明显呼吸困难的症状，仅在行动脉血气分析或肺功能检查时发现，还有部分患者早期仅表现为CK升高。提示对仅有肢带型肢体无力表现甚至仅有CK升高的患者仍然要考虑LOPD的可能，应注意鉴别。LOPD患者肌电图呈肌源性改变，可特征性出现椎旁肌正锐波、肌强直放电；肌肉组织活检可见肌纤维内空泡和糖原聚集；GAA酶活性缺陷及 *GAA* 基因分析发现双等位基因致病性突变即可确诊。对于意义未明的 *GAA* 基因复合杂合或纯合突变，则需结合GAA酶活性检测和肌肉组织活检特征进行综合判断。

酶替代治疗（enzyme replacement therapy，ERT）是目前已被证明的针对成年型LOPD的有效治疗方法，可以降低患者的病死率、改善患者的运动能力及呼吸功能。成年型LOPD患者在出现肌力下降和（或）呼吸肌受累，FVC＜80%预测值时，就应开始进行ERT。对已经确诊的成年型LOPD患者，无症状且FVC＞80%预测值，暂不建议实施ERT，但应在确诊后的第1年内每6个月评估及检查1次，包括肌力评估、肌酶、肺功能及针极肌电图检查，此后每年至少评估及检查1次，以明确疾病进展情况。一旦明确临床症状和体征出现进展，应及时实施ERT。对于有危及生命的合并症或呼吸肌、骨骼肌功能仅少量残存的晚期成年型LOPD患者，则不建议实施ERT。

LOPD患者呼吸系统和骨骼肌受累的进展速度和顺序有较大的个体差异。其疾病严重程度与疾病持续时间有关，与年龄无相关性，如不进行ERT，患者的运动功能、呼吸功能、残疾及存活率可呈进行性下降。

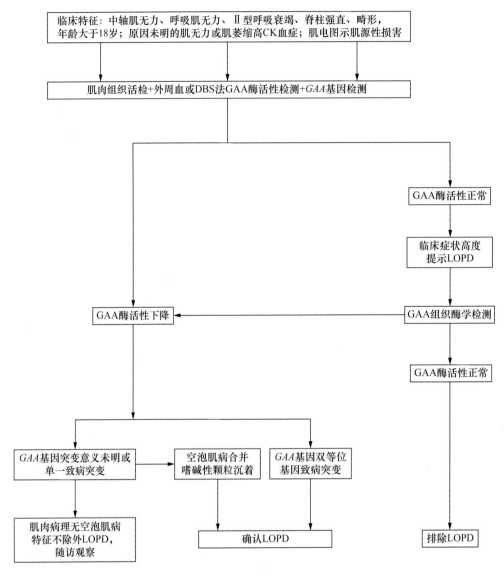

图 14-5 成年型LOPD诊断流程图

DBS：干血滤纸片；GAA：酸性α-葡萄苷酶

七、疾病感悟

成年型LOPD患者就诊时多以肢带型肌无力为主诉，没有明显的不耐受疲劳，呼吸肌受累隐匿，患者往往无胸闷憋气的不适感，临床酷似肢带型肌营养不良。但询问病史和查体可以发现患者自小运动能力差、消瘦，进一步肺功能检查提示呼吸肌受累，患者如有这些表现，则需考虑成年型LOPD的可能。

（王 敏）

参考文献

［1］ 中华医学会神经病学分会, 中华医学会神经病学分会神经肌肉病学组. 成人晚发型糖原累积病Ⅱ型 (蓬佩病) 诊疗中国专家共识 [J]. 中华神经科杂志, 2021, 54: 994-1000.

［2］ Kuperus E, Kruijshaar ME, Wens SCA, et al. Long-term benefit of enzyme replacement therapy in Pompe disease: a 5-year prospective study [J]. Neurology, 2017, 89: 2365-2373.

［3］ Chan J, Desai AK, Kazi ZB. The emerging phenotype of late-onset Pompe disease: a systematic literature review [J]. Mol Genet Metab, 2017, 120: 163-172.

［4］ Quinlivan R, Buckley J, James M, et al. McArdle disease: a clinical review [J]. J Neurol Neurosurg Psychiatry, 2010, 81: 1182-1188.

［5］ van der Ploeg AT, Clemens PR, Corzo D, et al. A randomized study of alglucosidase alfa in late-onset Pompe's disease [J]. New Engl J Med, 2010, 362 (15): 1396-1406.

病例15　酷似肢带型肌营养不良的葡聚糖体肌病

葡聚糖体肌病（polyglucosan body myopathy，PGBM）是一组罕见的常染色体隐性遗传性疾病，糖原合成或降解通路异常导致葡聚糖体在骨骼肌、心脏、肝脏或脑等部位异常沉积而致病。

一、病史

患者，女性，37岁。

【主诉】下肢进行性无力15年。

【现病史】患者22岁（受孕9个月）时出现双下肢发沉、跑不快，蹲下站起需手扶膝盖，走平路如常，可连续上3层楼，分娩后症状持续存在并呈缓慢加重。30岁出现上台阶、爬坡费力，常感双下肢呈灌铅样沉重感。34岁时发现自己走路姿势异常，37岁蹲下不能自行站起，平卧起身需上臂支撑，上二层楼困难，不能跑步，行走步速缓慢。病程中无肌肉萎缩、疲劳不耐受、肌痛等。发病以来食欲、睡眠、大小便正常，精神状况可，体重无明显变化。

【生长发育史】生长发育里程碑正常，中学、大学时体育成绩尚可，智力发育正常。

【既往史】体健。

【家族史】父母体健，非近亲婚配，无有类似症状的直系亲属。

二、体格检查

体温36℃，脉搏88次/min，呼吸18次/min，血压120/82mmHg。内科查体无异常。

【**神经系统查体**】神清语利，高级皮质功能正常，脑神经检查未见异常。走路姿势异常，呈"鸭步"，蹲下站起不能，足跟、足尖走路可。颈部及双上肢近、远端肌力5级；双下肢屈髋肌力3-级，伸髋肌力3级、伸膝肌力5级，屈膝肌力3级，远端肌力5级。未见明显肌肉萎缩。深浅感觉未见异常，共济检查未见异常，四肢腱反射（++），病理征阴性。

三、辅助检查

【**血液学检查**】CK 143U/L，血常规白细胞3.84×10⁹/L、血红蛋白95g/L，肝肾功、电解质、甲状腺功能全项、免疫固定电泳、免疫球蛋白、肌炎抗体谱、抗核抗体谱、肿瘤和副肿瘤标志物均未见明显异常。

【**心电图、心动超声**】未见异常。

【**肌电图检查**】四肢神经传导速度、波幅未见明显异常；针极肌电图提示双侧股四头肌肌源性损害。

【**双大腿MRI平扫**】双大腿诸肌体积不同程度变小，双侧臀大肌、股二头肌、半膜肌、半腱肌、大收肌、股外侧肌、股内侧肌脂肪化，部分肌肉可见水肿（图15-1）。

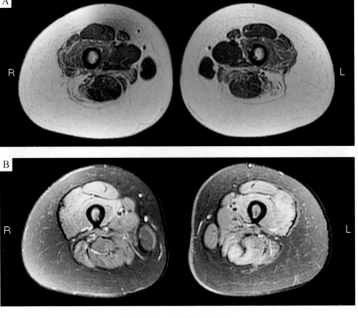

图15-1　双大腿MRI
A. T2WI像；B. T2压脂像

【**肌肉组织活检（左侧股四头肌）**】肌纤维大小不等，较多肌纤维内可见空泡，其内有异常物质沉积。PAS染色可见类支链淀粉样包涵体分布于胞浆内，不能被唾液酸消化。ATP酶染色可见Ⅱ型肌纤维占优且空泡肌纤维以Ⅱ型为主。Dysferlin、Desmin、Ubiquitin、p62染色空泡内异常物质深染（图15-2，图15-3）。

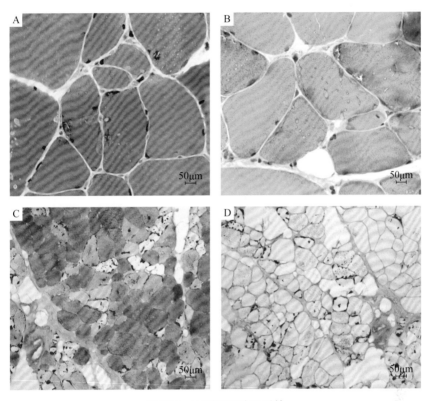

图15-2　左侧股四头肌活检

A．HE染色；B．Gomori染色；C．PAS染色；D．唾液淀粉酶处理后的PAS染色

四、进一步检查和结果

全外显子组基因测序结果显示*RBCK1*基因复合杂合变异（c. 756 G＞A p. Q252Q，c. 969 C＞A p. C323*）。随后经一代测序证实两变异位点分别来自其父母。经多物种同源基因序列对比分析，该同义变异位点为6号外显子最末端碱基，具有高度保守性，软件预测可影响剪切。RNA-seq结果表明，c. 756 G＞A同义突变会导致RBCK1基因异常剪切，成熟mRNA中缺失14个碱基，从而使终止密码子提早出现，提示该位点为致病性突变。Western-Blot显示患者肌肉组织RBCK1蛋白表达减少。

五、病例特点及确定诊断

青年女性，隐匿起病，缓慢进展，病程15年余。主要表现为双下肢近端对称性无

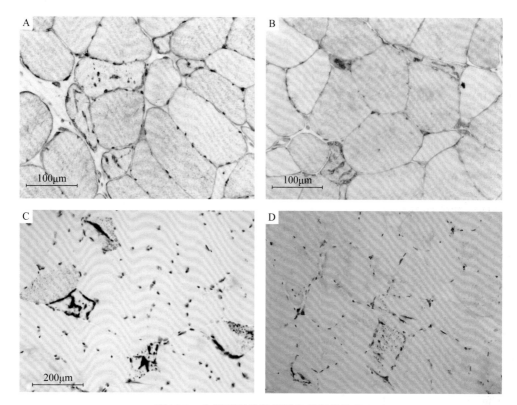

图15-3 左侧股四头肌活检免疫组化染色
A. Desmin染色；B. Dysferlin染色；C. Ubiquitin染色；D. p62染色

力，上楼、爬坡费力，随病情进展逐渐出现走路"摇摆步态"、行走缓慢，平卧起身困难。主要阳性体征：双下肢近端肌力3-～3级。CK正常；肌电图提示轻度肌源性损害；大腿MRI提示双侧大腿肌肉萎缩并脂肪变性；股四头肌组织活检病理可见较多肌纤维内异常物质沉积，以Ⅱ型为主，PAS深染且不能被唾液酸消化，Dysferlin、Desmin、Ubiquitin、p62均着色。患者临床表现为盆带肌、下肢近端为主的肌无力模式，病理突出改变为多数肌纤维内有典型的不能被唾液酸消化的多糖颗粒，最后经基因检测确诊为RBCK1基因相关葡聚糖体肌病。

六、疾病综述

PGBM是一类糖原合成代谢异常引起的糖原含量或结构的异常所致，属于糖原贮积病（glycogen storage disease，GSD），包括：GSD Ⅳ型（分支酶缺乏症/Andersen病）、GSD Ⅶ型（磷酸果糖激酶缺乏症）、GSD XV型（糖原蛋白缺乏症/葡聚糖体肌病2型）、糖原合成酶相关疾病（GSD 0b型）；另一类间接与糖原代谢有关，包括RBCK1相关葡聚糖体肌病（PGBM1，OMIM：615895）、Lafora病、AMP依赖的蛋白激酶缺乏症。

*RBCK1*基因编码E3泛素连接酶蛋白，纯合或复合杂合变异可引起葡聚糖体形成

及免疫相关通路异常，从而引起骨骼肌/心肌受累、自身免疫紊乱和免疫缺陷性疾病谱。目前共报道19个家系、24例患者与该基因相关，其中3例（12.5%）婴幼儿起病，19例（79.2%）儿童起病，2例（8.3%）青少年起病。临床表现包括骨骼肌病（24例，100%）、心肌病（20例，83.3%）、免疫缺陷（8例，33.3%）、自身免疫紊乱（9例，37.5%）和脑白质病变（1例，4.2%）。单纯骨骼肌受累患者（2例）平均发病年龄较晚（16.5岁）。心肌受累为患者死亡的主要原因，平均死亡年龄15.8岁。*RBCK1*基因变异位置与临床表型存在一定的相关性，N端致病变异主要引起免疫功能障碍和自身炎症，而中部或C端变异主要引起心肌和骨骼肌病变。肌肉核磁显示独特的选择性受累模式，与酸性麦芽糖酶缺乏的肌肉MRI模式有相似之处，主要影响股肌、缝匠肌、大收肌，并在较小程度上影响缝匠肌。病理检查表现为骨骼肌、平滑肌、心脏及肝脏、周围神经、血管均可见PAS染色阳性物质沉积。沉积物对淀粉酶消化具有一定程度抵抗，且泛素抗体免疫组化染色阳性，电镜下呈纤维样结构，提示多聚糖沉积。

糖原为ATP的生成提供底物，因此是高强度肌肉活动的主要能量来源。肌肉受累的糖原代谢病的主要表现分为两大类：与糖原分解或糖酵解缺陷有关的运动不耐受伴肌肉疼痛、痛性痉挛、横纹肌溶解和肌红蛋白尿；与溶酶体糖原分解缺陷和糖原合成途径缺陷有关的累及躯干和四肢肌肉的进行性肌无力。由于*RBCK1*基因缺陷导致多聚糖不能降解、沉积于肌肉而致病，并未影响正常运动所需的糖原分解或糖酵解，因此患者无运动不耐受等表现，而是酷似肢带型肌营养不良的累及躯干和肢体肌肉的进行性肌无力，这种类似肢带型肌营养不良的表现在临床诊断中具有迷惑性。因此，肌活检是该病诊断的重要手段，基因检测可在肌活检明确方向后进一步辅助确诊。目前为止，R-PGBM的发病机制尚不明确，且无有效的治疗方法，主要以对症支持治疗为主。

七、疾病感悟

*RBCK1*基因突变引起的PGBM1罕见，病理表现只能确诊为PGBM，具体分型依赖基因诊断。本患者是首例成人起病和单纯骨骼肌受累病例，与其*RBCK1*基因变异位于基因中部及包含相对良性的同义突变有关。c. 756 G＞A会导致*RBCK1*基因mRNA异常剪切，但此突变对剪切的影响并非完全，仍存在部分正常剪切产物，Western-Blot和RBCK1免疫组化染色均显示患者肌肉组织有部分RBCK1蛋白表达，因此，患者临床症状较轻。

（笪宇威 温 琪）

参考文献

［1］ J Nilsson, Schoser B, Laforet P, et al. Polyglucosan body myopathy caused by defective ubiquitin ligase

RBCK1 [J]. Ann Neurol, 2013, 74 (6): 914-919.

［2］ C Thomsen, Malfatti E, Jovanovic A, et al. Proteomic characterisation of polyglucosan bodies in skeletal muscle in RBCK1 deficiency [J]. Neuropathol Appl Neurobiol, 2022, 48 (1): e12761.

［3］ I-R Kelsall, McCrory EH, Xu Y, et al. HOIL-1 ubiquitin ligase activity targets unbranched glucosaccharides and is required to prevent polyglucosan accumulation [J]. EMBO J, 2022, 41 (8): e109700.

［4］ M Fanin, Nascimbeni AC, Savarese M, et al. Familial polyglucosan body myopathy with unusual phenotype [J]. Neuropathol Appl Neurobiol, 2015, 41 (3): 385-390.

［5］ R Phadke, Hedberg-Oldfors C, Scalco RS, et al. RBCK1-related disease: A rare multisystem disorder with polyglucosan storage, auto-inflammation, recurrent infections, skeletal, and cardiac myopathy-Four additional patients and a review of the current literature [J]. J Inherit Metab Dis, 2020, 43 (5): 1002-1013.

病例16 伴显著四肢麻木的脂质沉积性肌病

　　周围神经病常表现为四肢远端麻木无力，严重者可出现感觉性共济失调；而肌病常表现为四肢近端无力，也可出现咀嚼无力或中轴肌力弱。如果一个患者，既表现为肢体麻木和感觉性共济失调，又表现出四肢近端和抬头无力，并有咀嚼无力，这又该考虑什么病呢？

一、病史

　　患者，男性，56岁。

　　【主诉】进行性四肢无力5年，麻木3年。

　　【现病史】患者于5年前无明显诱因出现双下肢乏力，不耐受疲劳，步行500～600m即需要休息，休息后可再行走，不伴麻木疼痛，未在意。3年前出现双手足末端麻木，缓慢加重，并逐渐发展至双腕、双踝以下麻木，伴行走不稳，踩棉花感，步行200～300m需休息，日常生活可自理。6个月前下肢麻木发展至腹股沟，上肢发展至肘部，且无力症状加重，步行20～30m需休息，同时出现端碗、抬头无力，久坐需平卧休息。3个月前出现咀嚼无力，不能进食硬质食物，无饮水呛咳及吞咽困难。近1个月上述症状明显加重，站立不稳，不能行走，说话觉气短费力。不伴肌痛、肉跳及二便障碍。当地医院肌电图检查提示"周围神经损害"，给予甲钴胺等治疗无明显效果。

　　【既往史】右股骨骨折术后，遗留膝关节活动受限。无糖尿病、高血压、心脑血管病史。

【**个人生活史**】否认传染病及毒物接触史。吸烟40余年，每天约20支。小量饮酒。无冶游史。

【**家族史**】否认家族中有类似病史。父母非近亲结婚。

二、体格检查

【**神经系统查体**】神清语利，颅神经检查未见异常；坐位屈颈3+级，伸颈、转颈4级；平卧抬头、坐起不能；左肩外展3级，右肩外展3-级，双侧屈肘4级，伸肘4级，屈腕、伸腕4级，分并指肌力4级，握力5-级；右侧屈髋5-级、屈膝、伸膝4级，左侧5-级，双侧足背屈、跖屈5-级；四肢腱反射未引出，病理征阴性；双肘以下、双髂前上棘以下针刺觉减退，下肢音叉振动觉、关节位置觉消失，下肢可见假性手足徐动症；指鼻、跟-膝-胫试验不准。

三、辅助检查

【**血液学检查**】血、尿、便常规未见异常，乙肝表面抗原、丙肝抗体、梅毒抗体、HIV抗体未见异常，免疫球蛋白、风湿三项、血沉等均正常；肝肾功能、血脂、血糖、糖化血红蛋白正常；血同型半胱氨酸64.7mmol/l（0～20mmol/L）；CK 45U/L（0～198U/L）；抗核抗体谱、ANCA、抗心磷脂抗体正常；肿瘤标志物CA-724 8.03U/mL（0～6.9U/mL），NSE 19.67mmol/L（0～17mmol/L），其余正常。叶酸：4.53pg/mL（3.1～19.9pg/mL）；维生素B_{12}>1500pg/mL（180-914pg/mL）；内因子抗体：7.23Au/mL（<1.2Au/mL）。GM1抗体谱（－）；副肿瘤标志物抗体谱（－）。血和尿M蛋白：阴性。动脉血气：乳酸1.3mmol/L，氧分压65.9mmHg（80～100mmHg）。

【**腰穿检查**】常规：细胞总数$1×10^6$/L；生化：蛋白60mg/dL。

【**血氨基酸检查**】游离肉碱显著降低，10.29μmmol/L（20～60μmol/L），提示肉碱缺乏症；辛酰肉碱0.61μmmol/L（0～0.6μmmol/L）、葵酰肉碱0.72μmmol/L（0～0.5μmmol/L），轻度增高，提示中链脂肪酸代谢不畅；精氨酸、鸟氨酸、组氨酸降低，提示营养障碍。

【**尿有机酸检查**】未见典型有机酸代谢病改变。乙酰乙酸、3-羟基丙酸、3-羟基戊二酸、3-甲基戊烯二酸、2羟基己二酸浓度增高，提示酮症、营养障碍。

【**心电图**】窦性心律。正常心电图。

【**心脏彩超**】左室壁肥厚；二尖瓣反流（轻度）；双室舒张功能减低。射血分数正常。

【**肺部CT**】双下肺胸膜致密影，考虑坠积性改变，右肺中叶陈旧灶。

【**腹部超声**】轻度脂肪肝。

【**双大腿肌肉MRI**】各肌群不同程度萎缩，肌间脂肪组织增生。

【肌电图】四肢运动神经传导未见异常，感觉神经传导均未引出波形。右侧胸锁乳突肌、椎旁肌、三角肌、股四头肌、胫前肌未见神经源性或肌源性损害。四肢SSR异常。

【双下肢肌肉MRI】双侧大腿肌肉萎缩伴肌间结缔组织增生（图16-1）。

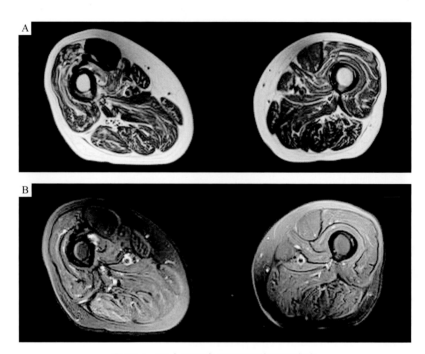

图16-1　双大腿肌肉MRI T2像及压脂像

A. 股直肌代偿肥大，其余各肌群肌肉萎缩，肌间结缔组织增生；B. 萎缩肌群轻度水肿

根据患者发病早期突出表现为疲劳不耐受，结合血液检查、肌电图以及肌肉MRI结果，对患者进行了左侧股四头肌肌肉活检，肌肉组织主要病理改变为部分肌纤维内出现较多细小空泡或裂隙，油红O（ORO）染色可见空泡或裂隙被脂滴填充（图16-2）。

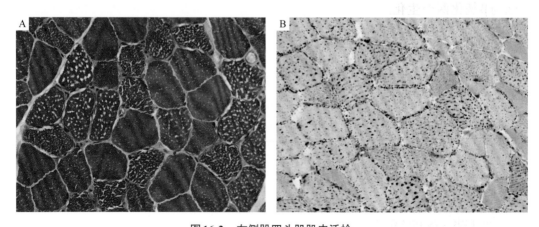

图16-2　左侧股四头肌肌肉活检

A. HE染色可见部分肌纤维内出现较多细小空泡或裂隙；B. ORO染色可见空泡或裂隙被脂滴填充

四、进一步检查及结果

【**ETFDH基因测序**】发现10号外显子c.1281delAA杂合突变。

【**腓肠神经活检**】有髓纤维密度重度减少，无髓纤维部分轴索和雪旺细胞胞浆内出现空泡样改变和脂性溶酶体。

五、病例特点及确定诊断

本例患者为中年男性，慢性起病，逐渐加重，病程5年；早期以疲劳不耐受为主要临床表现，后期合并四肢麻木无力，以及吞咽、呼吸肌、中轴肌无力。无类似疾病家族史。查体主要阳性体征为四肢近端及咀嚼肌、呼吸肌、中轴肌无力，四肢长套样深浅感觉减退和感觉性共济失调。主要辅助检查：动脉血气提示低氧血症，肌电图提示感觉性周围神经病，大腿MRI提示双侧大腿肌肉萎缩。肌肉组织活检发现部分肌纤维脂滴增多，诊断为脂质沉积症。该病为常染色体隐性遗传病，经进一步基因检测，发现患者*ETFDH*基因第10号外显子c.1281delAA移码突变，该突变已有文献报道，但理论上单杂合突变不致病，可能有内含子区的突变未被发现。腓肠神经活检有髓纤维密度重度减少也可解释患者严重的四肢麻木和感觉性共济失调。

六、疾病介绍

脂质沉积性肌病（lipidstorage myopathy，LSM）是指原发性脂肪代谢途径中的酶或辅酶缺陷导致的，以肌纤维内脂肪沉积为主要病理特征的一组肌病。临床表现为不耐受疲劳和进行性肌肉无力，病程可具有波动性。

线粒体脂肪酸β氧化产生的ATP是人体运动时能量的主要来源，脂肪酸转运及β氧化中任何环节障碍均可导致脂质在肌纤维内沉积。脂肪酸在线粒体内代谢涉及转运与β氧化两个生化过程，肉碱在脂肪酸转运中发挥关键作用，约75%的卡尼汀来源于食物，其余由肝脏及肾脏合成。长链脂肪酸氧化需经一系列生化改变，首先由位于线粒体外膜的酰基辅酶A合成酶活化为相应的酰基辅酶A酯，后者通过线粒体内膜，并以酰基卡尼汀酯形式随线粒体外膜上肉毒碱棕榈酰转移酶Ⅰ（carnitine palmitoyl transferase Ⅰ，CPT Ⅰ）一起进入线粒体；位于线粒体内膜内侧的CPT Ⅱ再将酰基卡尼汀转化为脂肪酰基辅酶A，在线粒体基质内进行β氧化。脂肪酸β氧化由脱氢、加水、再脱氢及硫解四步骤组成。首先脱氢产生的氢离子经电子转移黄素蛋白（electronic transferring flavoprotein，ETF）及其脱氢酶（ETFDH）转递给黄素腺嘌呤二核苷酸（flavin adenine dinucleotide，FAD），氢离子再与烟酰胺腺嘌呤二核苷酸（nicotinamide adenine dinucleotide，NAD）一起进入呼吸链产能。图16-3简要介绍了脂肪酸氧化过程。

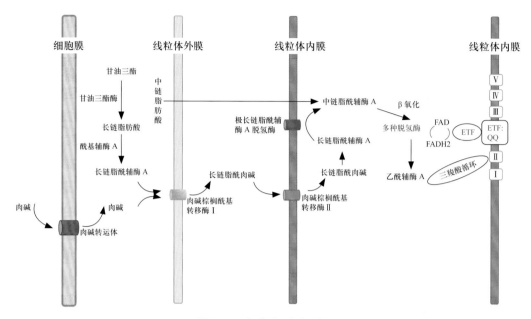

图16-3　脂肪酸β氧化过程

在我国，约90% LSM患者的病因为成年晚发型多酰基辅酶A脱氢缺陷（MADD）。青少年和成年晚发型MADD多数表现为LSM伴或不伴周围神经损害，仅有轻微的一过性代谢紊乱，几乎不累及中枢神经系统。多为常染色体隐性遗传，是由电子转运黄素蛋白（*ETFA/B*）或*ETFDH*基因突变所致。

本病好发于10～40岁，男女比例相当，饥饿、寒冷、感染和妊娠等应激状态可为LSM发作的诱发因素。该病起病隐匿，为慢性或亚急性病程，呈持续性或波动性肌无力，肌无力症状可自发缓解。患者多以运动不耐受起病，表现为行走数百米即出现明显疲劳伴肌肉酸痛，休息后可缓解。90%以上的LSM患者有四肢近端和躯干肌肉受累，表现为蹲起费力，上楼困难。多数患者躯干肌和颈伸肌群受累严重，表现为抬头无力，严重时出现"垂头"征。约50%的患者咀嚼肌受累，不能吃较硬的食物，进食期间需要多次休息，类似重症肌无力的病态疲劳现象，但无明显晨轻暮重表现。部分患者有不同程度的吞咽困难。轻症患者肌萎缩不明显，重症患者可见肢体近端和躯干肌肉萎缩，椎旁肌尤为显著。10%的患者可有肌肉疼痛或压痛。约20%的患者有发作性呕吐或腹泻。部分患者在病情加重期间可能出现横纹肌溶解。此外，部分患者不耐受高脂肪和高蛋白饮食。约20%的患者伴轻至中度脂肪肝。

本病肌电图检查呈肌源性损害或神经源性损害，或呈混合性损害。神经传导检测部分患者传导测定可见异常，尤其是感觉神经纤维动作电位波幅降低，而传导速度相对正常。患者血清肌酸激酶可正常或轻至中度升高，多在2000U/L以下，伴有横纹肌溶解，可超过10000U/L。血清肌酸激酶水平可随临床症状呈波动性，部分患者可有乳酸脱氢酶升高，与肌酸激酶水平明显不成比例。发作期尿有机酸分析显示戊二酸等多种有机酸的浓度升高；血脂酰肉碱谱分析可见中、长链脂酰肉碱增高，游离肉碱多正常。肌肉病理：光镜下，HE染色肌纤维内可见大量散在的细小圆形空泡，严重者可见融合的大空泡，肌纤维呈破碎样外观，坏死和再生纤维罕见；改良的高墨瑞三色法（MGT）染色可见散在的红染纤维，但不是典型的破碎红纤维（RRF）；油红O染色显示肌纤维内空泡为脂肪沉积，两型肌纤维均可受累，以Ⅰ型肌纤维为主；琥珀酸脱氢酶（SDH）染色可见酶活性弥漫性减低。基因分析可见 *ETFDH/ETFA/ETFB* 基因突变，目前中国人群中的MADD导致的LSM均为 *ETFDH* 突变引起。

治疗：单用核黄素治疗（30～120mg/d），1～2周后临床症状开始有所改善，4～6周后肌力明显恢复，1～3个月后多数患者体力劳动或运动能力完全恢复正常，少数患者仍不耐受高强度的体力活动。患者尿有机酸水平随临床症状的改善逐渐恢复正常，血脂酰肉碱水平虽有不同程度下降，但仍有部分患者不能完全恢复至正常水平。伴有脂肪肝的患者复查B超可见肝脏恢复正常。部分患者使用大剂量辅酶Q_{10}（150～500mg/d）治疗也可取得很好的效果。肉碱可作为核黄素治疗的辅助用药，但并不增加疗效。

预后：经长期随访发现多数患者服用核黄素3～6个月后可停药且无复发。少数患者在感染或劳累后可出现肌酸痛无力，给予补充核黄素后症状可再次缓解。长期服用小剂量核黄素可避免上述症状复发。本例患者使用核黄素治疗后，首先改善了其无力的症状，治疗半年后随访，肌力基本正常，上肢麻木好转，但下肢感觉性共济失调无明显好转。

七、疾病感悟

患者的临床症状分两条主线，一是代谢性肌病的特征，即下肢疲劳不耐受，从能走几百米发展为走几十米需要休息；二是周围神经损害，表现为逐渐加重的四肢麻木，最终发展为严重的感觉性共济失调。事实上，患者也是因为严重的四肢麻木走路不稳而就诊的。值得注意的是，患者虽然主诉四肢麻木无力，但是无力症状不符合常见周围神经病远端无力为主的特征，而是出现肌病的无力特点，即中轴肌及球部肌肉无力，且查体显示的四肢肌力只有轻度下降，并不能解释患者描述的走路无力状态，患者的无力感实际为疲劳不耐受，即在肌力尚可的情况下，活动后出现乏力症状，休息后缓解，这是代谢性肌病的特征。在代谢性肌病中，合并周围神经病并不少见，脂代谢异常和线粒体代谢异常都可能出现，但是合并如此严重的感觉性共济失调，实属少见。线粒体肌病发病年龄较早，常在青少年发病，而脂质沉积性肌病可发生在任何年龄，因此本例首先考虑脂代谢异常合并周围神经病。

（卢　岩）

参考文献

[1] Bruno C, Dimauro S. Lipid storage myopathies [J]. Curr Opin Neurol, 2008, 21 (5): 601-606.

[2] 中华医学会神经病学分会, 中华医学会神经病学分会神经肌肉病学组, 中华医学会神经病学分会肌电图及临床神经生理学组. 中国脂质沉积性肌病诊治专家共识 [J]. 中华神经科杂志, 2015, 48 (11): 941-945.

[3] Grunert SC. Clinical and genetical heterogeneity of late-onset multiple acyl-coenzyme A dehydrogenase deficiency [J]. Orphanet J Rare Dis, 2014, 9: 117.

[4] Xi J, Weu B, Lin J, et al. Clinical features and ETFDH mutation spectrum in a cohort of 90 Chinese patients with late-onset multiple acyl-CoA dehydrogenase deficiency [J]. J Inherit Metab Dis, 2014, 37 (3): 399-404.

[5] Olsen RK, Olpin SE, Andresen BS, et al. ETFDH mutations as a major cause of riboflavin-responsive multiple acyl-CoA dehydrogenation defieieney [J]. Brain, 2007, 130 (Pt 8): 2045-2054.

病例17 无力不对称的代谢性肌病

代谢性肌病最常见的特征是四肢近端无力和疲劳不耐受, 且无力往往是对称的。而中性脂肪沉积症的临床特点是不对称的肢体无力, 不伴明显的疲劳不耐受。

一、病史

患者, 男性, 29岁。

【主诉】右上肢无力2年, 双下肢无力1年, 加重伴左上肢无力半年。

【现病史】患者于2年前无明显诱因出现右上肢无力, 表现为抬举困难, 远端力量可, 可持物, 可用钥匙开锁, 长时间活动后自觉手稍乏力, 上述症状逐渐缓慢加重。1年前出现双下肢无力症状, 表现为上楼费力、蹲下起立困难, 同时发现双小腿变细, 行走时间长时出现双小腿后部疼痛。近半年自觉双下肢无力加重, 上楼需双手扶楼梯, 同时出现左上肢无力, 上举费力, 就诊于当地医院, 给予激素治疗（甲泼尼龙500mg×4d, 250mg×3d; 泼尼松20mg逐渐减量至5mg, 每日1次）, 症状无明显变化, 为进一步诊治入院。发病以来, 患者精神可, 食欲下降, 近半年体重下降5kg, 二便正常。

【既往史及个人生活史】既往体健, 否认传染病及毒物接触史。吸烟10余年, 1包/天。

【家族史】否认家族中类似病史。父母近亲结婚。

二、体格检查

【神经系统查体】摇摆步态，神清语利，高级皮质功能正常，颅神经未见异常。屈颈伸颈肌力5级，平卧坐起未见异常。双侧冈上肌、冈下肌、双侧腓肠肌萎缩。右上肢外展、伸肘、屈肘肌力2级，左上肢外展、伸肘、屈肘肌力3级。双侧伸腕、屈腕肌力4级，双手分指、并指5-级，双手握力5级；左下肢伸髋、屈髋肌力5-级，右下肢伸髋、屈髋肌力4级，双足背屈、跖屈肌力5-级，双足伸趾、屈趾肌力5-级，足跟足尖行走不能。四肢腱反射未引出，病理征阴性。双上肢肘以下、双下肢膝关节以下针刺觉减退，深感觉正常。

三、辅助检查

【生化】ACT 105U/L，AST 119U/L，CK 4560U/L，LDH 550U/L，α-羟丁酸脱氢酶402U/L。

【甲状腺功能】促甲状腺素5.88μU/mL（<4.78μU/mL），TT3 0.49ng/mL（0.6～1.81ng/mL），TT_4 4.2μg/dL（4.5～10.9μg/dL），T_3、T_4正常，甲状腺摄取率53.9%（32%～48.4%），甲状腺相关抗体未见异常。

【性激素六项】雌二醇70.90pg/mL，其余未见异常。

【腹部超声】轻度脂肪肝。甲状腺超声未见异常。

【肌电图】运动神经传导双正中神经腕刺激CMAP波幅轻度降低，传导速度轻度减慢，其余上下肢运动感觉神经传导无显著异常。针极肌电图未见异常自发电位，小力收缩时限无明显缩窄，大力收缩呈病理干扰相，提示肌源性损害。

【双大腿肌肉MRI】双侧股直肌、缝匠肌、股薄肌、半腱肌肥大，臀大肌及其余诸肌不同程度萎缩伴脂肪增生，右侧显著（图17-1）。

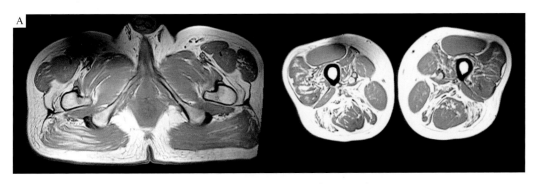

图17-1　双大腿肌肉MRI T2像及压脂像
A．双侧股直肌、缝匠肌、股薄肌、半腱肌肥大，臀大肌及其余诸肌不同程度萎缩伴脂肪增生，右侧显著；B．部分萎缩肌群轻度水肿

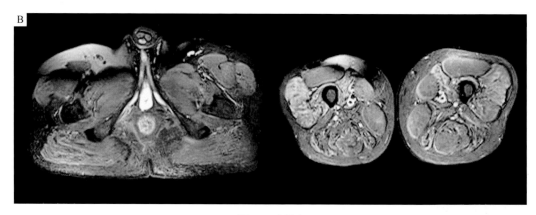

图17-1（续）

根据患者先后出现四肢无力，以近端为主，肌酸激酶升高，肌电图呈肌源性损害，双大腿肌肉MRI示不同程度的肌肉萎缩和水肿，考虑肌病待查，对患者进行了右侧股四头肌肌肉组织活检，肌肉组织主要病理改变为肌纤维大小不等，可见变性坏死肌纤维，部分肌纤维内出现较多空泡或裂隙，油红O染色可见空泡或裂隙被脂滴填充，改良三色酸染色可见部分肌纤维内出现镶边空泡（图17-2）。

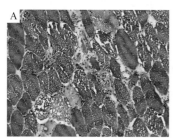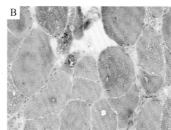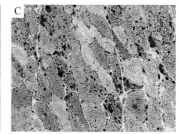

图17-2　左侧股四头肌肌肉肌肉活检
A．HE染色：肌纤维内出现较多裂隙或空泡，可见肌纤维变性、坏死和吞噬；
B．MGT染色：部分肌纤维内可见镶边空泡；C．ORO染色：可见空泡或裂隙被脂滴填充

四、进一步检查及结果

患者四肢无力以近端为主，肌酸激酶升高，肌电图呈肌源性损害，提示肌病表现，肌肉活检不仅可以见到肌纤维变性、坏死和吞噬等肌病表现，还可见到肌纤维内较多裂隙或空泡被脂滴填充，这些又提示脂质沉积性肌病。结合患者不对称的肢体无力和肌纤维内可见镶边空泡的特殊病理表现，高度怀疑中性脂肪沉积症伴肌病，因此，进一步检查外周血涂片，发现有核细胞胞浆内脂滴沉积（Jordan小体）（图17-3）。*PLNLA2*基因检测：c.757+1G＞T（鸟嘌呤＞胸腺嘧啶），导致氨基酸剪切突变，为纯合突变，家系验证突变分别来自父母。HGMDpro数据库报道情况：此突变位点报道为致病突变。

五、病例特点及确定诊断

本例患者为青年男性，慢性起病，逐渐加重，病程2年；以不对称的近端肢体无力为主要临床表现；否认同类疾病家族史，但父母为近亲婚配；肌酸激酶升高，内分泌系统异常（甲状腺功能减低和雌二醇升高），肌电图呈肌源性损害，双大腿肌肉MRI示不同程度的肌肉萎缩和水肿，肌肉组织活检显示脂质沉积性肌病伴镶边空泡的特殊病理表现，

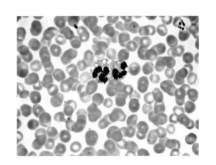

图17-3　外周血涂片
有核细胞胞质内可见脂滴沉积（Jordan小体）

高度提示中性脂肪沉积症伴肌病，外周血涂片发现Jordan小体及 *PLNLA2* 基因检测发现致病性突变，最终确诊为中性脂肪沉积症伴肌病。

六、疾病综述

中性脂肪沉积症是常染色体隐性遗传疾病，由基因突变导致多种组织细胞胞质内甘油三酯沉积。该病分为两种类型，中性脂肪沉积症伴鱼鳞病及中性脂肪沉积症伴肌病。

中性脂肪沉积症伴鱼鳞病由 *CGI-58* 基因突变引起，主要表现为先天性鱼鳞病，儿童期起病的多脏器损害，包括肝肿大、小头畸形、精神发育迟滞、听力下降、白内障及轻度的肌病。

中性脂肪沉积症伴肌病（NLSDM）为成人神经科就诊的中性脂肪沉积症，主要累及骨骼肌和心肌，不伴有鱼鳞病或其他皮肤损害。该病由 *PNPLA2* 基因突变引起，该基因编码的蛋白质为脂肪甘油三酯水解酶（adipose triglyceride lipase，ATGL）。它由504个氨基酸组成，主要分布在脂滴表面，其N端有1个Patatin结构域（第10～178位），为酶的催化位点，对酶活性起关键作用；C末端则为富含氨基酸的疏水性结构域（第309～391位），是脂肪结合位点。大部分已报道的 *PNPLA2* 突变均位于C端的脂肪结合位点及附近，且多为无义突变，突变导致蛋白合成提前终止或蛋白功能缺陷，从而影响其与脂滴的结合，但并不影响其催化位点的活性。该病发病年龄广泛，多为20～30岁起病，约1/3的患者父母为近亲婚配，临床表现具有显著的异质性，从"无症状高肌酸激酶"到严重的肢体残疾，甚至因扩张型心肌病而死亡。临床上以不对称性肢体近端肌肉受累为主，后期可常累及远端，进展缓慢，可伴有高脂血症、糖尿病和神经性耳聋以及心脏、肝脏、胰腺等其他器官受累表现。心脏受累表现为心肌病或心律失常，也有单独累及心脏而无肌病的报道。血清肌酸激酶通常轻至中度升高（>5倍正常高值）。大腿肌肉核磁以后群肌肉受累为主，肌肉病理可见肌纤维内脂滴沉积，约20%患者可见镶边空泡。外周血粒细胞胞质内发现粗颗粒的脂肪滴沉积（Jordan小体）

及 *PNPLA2* 基因突变可帮助诊断。

七、疾病感悟

该患者病程缓慢，以四肢近端无力为主，肌酶中度升高，诊断上较容易考虑肌病，临床上没有疲劳不耐受和面肌无力，肌炎和肢带型肌营养不良成为主要的鉴别诊断，但阶梯样进展的不对称四肢无力，又是其突出的不支持点。大腿肌肉MRI显示以后群肌萎缩为主，部分肌群水肿信号，要与脂质沉积性肌病鉴别，然而患者又不存在代谢性肌病典型的疲劳不耐受。这个病例提示我们，当患者出现不对称的四肢近端无力，常规检查符合肌病特征，肌活检有脂代谢异常并镶边空泡时，应考虑到NLSDM的可能性，可做外周血涂片或基因检测进一步明确诊断。

（卢　岩）

参考文献

［1］ Bruno C, Bertini E, Di Rocco M, et al. Clinical and genetic characterization of Chanarin — Dorfman syndrome [J]. Biochem Biophys Res ommun, 2008, 369 (4): 1125-1128.

［2］ Fischer J, Lefever C, Morava E, et al. The gene encoding adipose triglyceride lipase (PNPLA2) is mutated in neutral lipid storage disease with myopathy [J]. Nat Genet, 2007, 39 (1): 28-30.

［3］ Reilich P, Horvath R, Krause S, et al. The phenotypic spectrum of neutral lipid storage myopathy due to mutations in the PNPLA2 gene [J]. J Neurol, 2011, 258 (11): 1987-1997.

［4］ Massa R, Pozzessere S, Rastelli E, et al. Neutral lipid-storage disease with myopathy and extended phenotype with novel PNPLA2 mutation [J]. Muscle Nerve, 2016, 53: 644.

病例18　表现为肌肉酸痛无力的极长链酰基辅酶A脱氢酶缺乏症

极长链酰基辅酶A脱氢酶缺乏症（very long-chain acyl-CoA dehydrogenase deficiency，VLCADD）是一种线粒体脂肪酸β氧化常染色体隐性遗传疾病，临床表现有明显异质性，新生儿到成年均可发病，以心脏、肝脏、骨骼肌及脑损害为主。

一、病例资料

患者，女性，25岁。

【主诉】活动后无力、肌肉酸痛13年，加重2年半。

【现病史】13年前，患者体训时长时间站立后出现周身无力，表现为不能独立起床，伴肌肉酸痛，休息1~2h后可缓解。10年前，患者劳作后出现四肢、躯干、颈部肌肉酸痛，伴肢体乏力，不影响继续劳动，服用布洛芬、休息1~2h后可缓解，缓解时活动正常。2年半前（患者生产1个月后），其肌肉酸痛加重，服药不缓解，持续约1周缓解。上述症状多在劳累后发作，坐车时间较长（5~6h）也可诱发；曾有2次发作时伴酱油色尿，曾于当地就诊查CK>1600U/L，予补液治疗后好转。

【既往史】体健。

【生长发育史】自幼运动能力与同龄人相近，无跑步后明显肌肉酸痛。小学学历，学习成绩差。

【家族史】父母为表兄妹（祖父与外祖母为亲兄妹）。育有1子1女。否认家族中类似表现者（图18-1）。

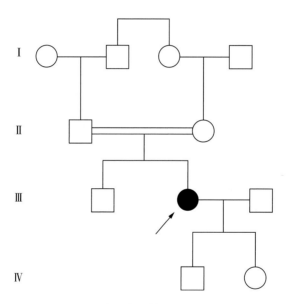

图18-1 先证者（箭头）的家系图

二、体格检查

【入院查体】内科查体未见异常。

【神经科查体】神清语利，高级皮质功能正常。脑神经查体未见明显异常。四肢肌力5级，肌张力正常，四肢腱反射（++）。深浅感觉未见异常。病理征未引出。共济运动稳准，一字步行走可，足跟足尖行走正常。

三、辅助检查

【血液学检查】血常规、肝肾功能、电解质、甲状腺功能、免疫指标、凝血、肿瘤指标均未见明显异常。血清CK及肝功转氨酶均正常（入院前外院：ALT 1239U/L，AST＞1500U/L）。

【**EMG**】左侧肱二头肌、右侧三角肌呈肌源性损害。

【**长程运动诱发试验**】未见明显异常。

【**大腿肌肉MR**】未见明显异常。

【**血、尿有机酸筛查**】未见异常。

【**右侧肱二头肌活检**】肌束衣和肌内衣无结缔组织和脂肪组织增生，血管周围未见炎症细胞浸润，未见异常物质沉积。HE及MGT染色示，肌束内肌纤维大小均匀，偶见萎缩肌纤维，呈小角形，偶见一个坏死吞噬肌纤维，未见典型或不典型RRF。NADH-TR染色和SDH染色可见肌纤维氧化酶分布均匀，未见靶样纤维，未见小血管壁深染，COX-SDH染色未见异常。NSE染色偶见深染肌纤维，ORO和PAS染色未见明显异常。ATP酶染色（pH值4.2、4.6、9.5）：肌纤维萎缩累及两型。

四、进一步检查及结果

患者父母为近亲婚配，提示常染色体隐性疾病可能性大，临床主要表现为劳累诱发的肌无力和肌红蛋白尿，肌肉组织活检无特异性发现，首先关注肌肉组织结构不受累的代谢性疾病相关基因。全外显子测序结果发现*ACADVL*基因p. C477Y（c. 1430G＞A，纯合突变），经家系验证，突变位点分别来自父母。HGMDpro数据库报道情况，ACMG变异评级为意义未明。

五、病例特点及确定诊断

患者为青年女性，急性起病，反复发作性病程。主要表现为疲劳不耐受，劳累后的肌肉酸痛无力，发作时曾伴有酱油色尿以及肌酶升高。患者的父母为近亲结婚（图18-1），高度提示遗传病的可能。患者入院时为发作间期，查体无阳性体征。入院后患者的常规化验检查，血尿有机酸，EMG，长程运动诱发试验、肌肉活检均未见明显异常。全外显子测序发现*ACADVL*基因纯合突变，确诊为极长链酰基辅酶A脱氢酶缺乏症。

六、疾病综述

ACADVL由*ACADVL*基因（17p13.1）突变引起。*ACADVL*基因编码超长链酰基辅酶A脱氢酶（VLCAD）蛋白（也称为ACAD6），VLCAD选择性作用于16～24碳的脂肪酸，对任何少于12碳的脂肪酸都没有活性，是线粒体长链脂肪酸β氧化代谢的关键酶，降解食物和体内脂肪储备中的极长链脂肪酸。*ACADVL*基因突变导致VLCAD酶浓度的减低。在成年人中，残余的VLCAD往往可以满足脂肪酸基础氧化代谢的需求，但高强度活动时，残余量的VLCAD酶不能满足高代谢的需求，可诱发出相关的临床症状。研究表明，此类疾病起病年龄、临床表现形式以及严重程度可能与突变对极长链酰基辅酶A脱氢酶的蛋白功能影响有关：迟发型的患者所携带的突变往往保留了部分酶活性和功能。*ACADVL*基因V283A纯和突变在欧美人群中比较常见，R450H在亚洲人群中比较常见。

VLCAD缺乏时，心肌、肝脏和骨骼肌等多个脏器功能受损，临床上，这一代谢障碍根据严重程度及受累器官不同，可分为3种不同的临床表型：①严重早发型（心肌病型），婴儿期起病的心脏和多器官功能衰竭，常见肥厚型心肌病、肝病以及低酮体低血糖血症；②低酮症性低血糖型（肝病型），儿童早期起病主要表现为肝性（低酮体）低血糖以及类瑞（Reye）综合征表现；③迟发型（肌病型），成年起病多表现为阵发性肌病，包括长时间运动或禁食后出现的肌痛、横纹肌溶解及肌红蛋白尿。

血酰基肉碱谱的特征性改变是诊断VLCAD缺乏症的重要手段，临床常用的检测方法包括干血片以及血清酰基肉碱质谱检测。主要表现为长链酰基肉碱水平升高，十四烯酰基肉碱$C_{14:1}$、十四二烯酰基肉碱$C_{14:2}$酰基肉碱水平的升高，且两者水平往往在症状恢复后仍持续升高，也可伴有C_{12}，C_{16}，$C_{16:1}$，C_{18}及$C1_{8:1}$酰基肉碱水平的升高。有研究提示血清的$C_{14:1}/C_{12:1}$比值的升高有助于VLCAD缺乏症的患者的早期识别。此外，发作期出现横纹肌溶解时，患者可出现CK、CK-MB及LDH水平升高，伴AST、ALT等肝酶水平升高，以及肌红蛋白尿，其中血清CK水平可升高20～200倍。与肉碱水平变化的情况不同，上述指标在稳定期多恢复正常。

极长链酰基辅酶A脱氢酶缺乏症为常染色体隐性遗传（AR），患者需要携带纯合突变或者复合杂合突变方可致病。本病例在致病基因上发现c.1430G＞A（p. C477Y）纯合变异，ACMG评级为VUS。但我们通过进一步的分析发现该位点位于外显子-内含子交界区，对突变功能预测提示其为致病突变，可能影响蛋白结构以及剪切。结合本病的遗传模式以及临床表现，综合考虑为致病突变的可能性很大。进一步的功能验证可明确其致病性。

治疗上，急性期主要是对症支持治疗，目的是维持患者内环境稳态，包括水电解质的平衡及代谢稳定。稳定期建议患者避免诱因，例如长时间禁食，饮食方面建议采用高碳水化合物以及低长链脂肪酸饮食。

七、疾病感悟

肌病型VLCAD在临床上罕见，主要表现为发作性的肌痛、无力和肌红蛋白尿（横纹肌溶解），劳累和饥饿为主要诱发因素。临床上见到不明原因的横纹肌溶解患者需要考虑到VLCAD的可能性。

（文欣玫）

参考文献

[1] Leslie ND, Saenz-Ayala S. Very long-chain acyl-coenzyme A dehydrogenase deficiency.

［2］ Huang X. 极长链酰基辅酶A脱氢酶缺乏症筛诊治专家共识 [J]. J Zhejiang Univ Med Sci. Published online February 1, 2022.

［3］ Yamada K, Osawa Y, Kobayashi H, et al. Serum C14:1/C12:1 ratio is a useful marker for differentiating affected patients with very long-chain acyl-CoA dehydrogenase deficiency from heterozygous carriers [J]. Mol Genet Metab Rep, 2019, 21: 100535.

［4］ Laforêt P, Acquaviva-Bourdain C, Rigal O, et al. Diagnostic assessment and long-term follow-up of 13 patients with very long-chain acyl-coenzyme A dehydrogenase (VLCAD) deficiency [J]. Neuromuscul Disord, 2009, 19 (5): 324-329.

［5］ Berardo A, DiMauro S, Hirano M. A Diagnostic Algorithm for Metabolic Myopathies [J]. Curr Neurol Neurosci Rep, 2010, 10 (2): 118-126.

病例19 酷似脑炎的线粒体脑肌病伴高乳酸血症和卒中样发作

线粒体脑肌病伴高乳酸血症和卒中样发作（mitochondrial encephalomyopathy with lactic acidosis and stroke-like episodes，MELAS）综合征特征性临床表现为高乳酸血症和卒中样发作，其他常见特征包括局灶性或全面性癫痫发作、复发性偏头痛样头痛、呕吐、身材矮小、听力损失以及肌无力。

一、病史资料

患者，男性，17岁。

【主诉】发热、头痛、发作性抽搐1个月。

【现病史】患者于1个月前无明显诱因出现发热，测体温37.8℃，头痛，双侧颞部胀痛，未予重视，晚间发生意识模糊，呼之可睁眼，不能应答，呼吸急促，随之反复出现发作性抽搐，发作时双上肢屈曲，双下肢伸直，无二便失禁、无口吐白沫、无双眼上翻，持续1～2min停止，数分钟至十余分钟发作一次，期间不能清醒，共发作十余次，就诊当地医院，静脉滴注地西泮控制抽搐，查体发现肺部湿啰音，血常规检查发现白细胞、中性粒细胞升高，中性粒细胞百分比96.1%，腰穿压力大于180mmH$_2$O，脑脊液为无色透明状，细胞数为0，蛋白65.2mg/L，葡萄糖5.65mmol/L，氯111.6mmol/L，头颅MR提示右侧颞叶异常信号，增强扫描无明显强化。当地医院考虑其为病毒性脑炎、肺部感染，给予阿昔洛韦、头孢曲松、甘露醇、甘油果糖等药物治疗，并给予苯巴比妥、奥卡西平抗癫痫治疗，抽搐症状得以控制，发热头痛有好转，发病10d后复查头MR发现双侧额叶、顶叶、岛叶、枕叶多发异常信号，无明显强化，为求进一步诊治收入院。病程中无视物不清，无肢体活动障碍。

　　【既往史】否认糖尿病、否认头部外伤史。生长发育正常。

　　【家族史】否认家族中类似病史。

二、体格检查

　　【内科系统查体】身材矮小，余未见异常。

　　【神经系统查体】神志清晰，反应迟钝，记忆力、计算力、时间定向力、空间定向力差。双侧瞳孔等大，光反应灵敏，眼球各方向运动自如，面纹对称，伸舌居中，四肢肌力5级，腱反射对称，左侧Babinski征（＋），颈无抵抗，Kernig征（－）。

三、辅助检查

　　【血液学检查】血常规、肾功能、电解质、血糖、甲状腺功能全项、肿瘤标志物、副肿瘤标志物、血沉、抗核抗体谱、抗心磷脂抗体未见明显异常。CK 388U/L，LDH 345U/L，HBDH 322U/L。

　　【血乳酸】8.6mmol/L。

　　【脑脊液检查】葡萄糖75mg/dL，氯108mmol/L，蛋白80mg/dL（15～45mg/dL）；脑脊液革兰氏染色、抗酸染色、墨汁染色涂片找菌（－），脑脊液病毒TORCH正常；24h CSF IgG鞘内合成率5.8mg/24h（＜9mg/24h），MBP 0.17（＜0.55nmol/L），血和脑脊液 AQP-4-Ab（－），NMO-IgG（－），NMDA抗体（－）。

　　【胸部正侧位片】双肺纹理增粗，右肺可见散在斑片状影。

　　【心脏彩超】心内结构血流未见明显异常。

　　【头颈CTA】未见明显异常。

　　【头颅MRI】双侧额叶、颞叶、岛叶多发异常信号（图19-1）。

　　【肌肉组织活检（左肱二头肌）】MGT染色可见数个典型和不典型的破碎红纤维（ragged red fiber，RRF）（图19-2）。NADH-TR及SDH染色中可见较多深染的破碎蓝（ragged blue fiber，RBF）纤维（图19-3），SDH染色可见多个肌间小血管管壁深染（图19-4）。

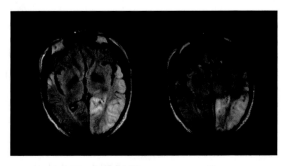

图19-1　头颅MRI FLAIR像

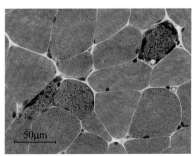

图19-2　MGT染色见RRF

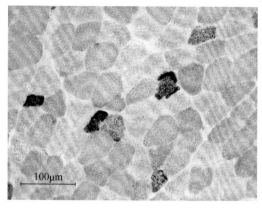

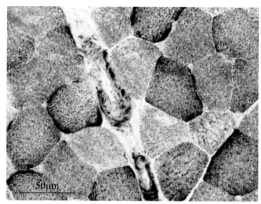

图19-3　SDH染色见边缘蓝染肌纤维　　　　图19-4　SDH染色见小血管壁深染

四、进一步检查结果

【基因检测】发现患者线粒体*MT-TL1* mt. 3243A＞G杂合突变，患者母亲外周血分析也发现mt. 3243A＞G突变，比例约为13%。

五、病例特点及确定诊断

患者青年男性，急性起病，病程1个月；主要症状为发热、头痛、发作性抽搐。查体主要阳性体征包括身材矮小，反应迟钝，高级皮质功能下降，左侧Babinski征阳性。主要辅助检查：肌酸激酶升高；血乳酸升高；脑脊液蛋白升高，细胞数正常，涂片找菌阴性、TORCH正常；血和脑脊液AQP-4-Ab（－），NMO-IgG（－）；头颅MR皮层多发异常信号；头颈CTA、心脏超声等未见异常；肌肉病理提示线粒体代谢异常。进一步行基因检测发现线粒体基因异常，最后确定诊断为MELAS。

六、疾病综述

线粒体（脑）肌病是一组由线粒体DNA（mitochondrial DNA，mtDNA）或核DNA（nucleus DNA，nDNA）缺陷导致线粒体结构和功能障碍、ATP合成不足所致的多系统疾病，其共同特征为轻度活动后即感到疲乏无力，休息后可好转；肌肉组织活检可见破碎红纤维。病变同时累及中枢神经系统和骨骼肌，则称为线粒体（脑）肌病。MELAS是临床较为常见的一种线粒体（脑）肌病，80%的MELAS患者是由mtDNA第3243位点发生A到G的点突变所致。该突变改变了tRNA亮氨酸基因的结构，影响了线粒体蛋白质的合成和能量产生而致病。

MELAS综合征患者多于40岁前起病，儿童期起病更多见，临床表现为卒中样发作伴偏瘫、偏盲或皮质盲、偏头痛、恶心呕吐、反复癫痫发作、智力低下、身体矮小、神经性耳聋等。急性发作期头颅脑MRI检查，F2WI和DWI像可清晰地显示沿脑回分布的皮质及皮质下高信号，枕叶和颞叶最容易受累，且这种影像学的病变与脑血管支配分布不一致，病灶具有进展性、可逆性、多发性以及呈现"此消彼长"的"游走性"特点，卒中样发作之后常遗留局部脑萎缩、局部脑室扩大及皮质下白质异常信号；头颅MRI波谱分析病灶部位可见高乳酸峰；部分患者可有基底节钙化。血乳酸及丙酮酸试验可呈阳性。针极肌电图在部分患者出现肌源性损害或神经源性损害；神经传导速度检测在少数患者出现感觉或感觉运动神经轴索性损害。电测听和脑干听觉诱发电位检查可发现患者的听力受损。心电图检查在部分患者发现心脏传导阻滞或预激综合征、左室高电压等。

MELAS综合征患者治疗主要是对症支持治疗。在卒中样发作期，可给予静脉注射L-精氨酸，病灶大、水肿严重的患者可以短期使用糖皮质激素及甘油果糖等脱水药物。也可短期使用依达拉奉、α-硫辛酸等自由基清除剂。可以应用左卡尼汀促进脂类代谢、改善能量代谢。癫痫发作的患者：首选左乙拉西坦、拉莫三嗪等药物。多奈哌齐、美金刚、加兰他敏可以用于改善患者认知与精神障碍症状。精神异常可以使用奥氮平。焦虑抑郁障碍可以使用选择性5-羟色胺再摄取抑制剂或三环类抗抑郁药。钙离子拮抗剂如氟桂利嗪可用于预防偏头痛发作，避免使用曲普坦类药物。对心脏病、糖尿病等可进行对症治疗。

七、疾病感悟

MELAS综合征的主要特征为：母系遗传，卒中样发作、癫痫、头痛、精神智能异常、皮层盲等，多数患者血乳酸升高，心电图可出现多种传导异常。头颅MRI可见病灶位于皮质及皮质下，病灶分布不符合颅内动脉供血区。临床上需要关注的是，部分MELAS患者起病急，以发热、头痛、癫痫发作，甚至意识障碍为主要表现，容易被误诊为病毒性脑炎，对于抗病毒治疗效果不好或复发的病毒性脑炎患者，要注意与MELAS进行鉴别，肌肉活检和基因检测可帮助诊断。

（王 敏）

参考文献

［1］ 贾建平. 神经病学 (第8版) [M]. 北京: 人民卫生出版社, 2018.

［2］ 北京医学会罕见病分会, 北京医学会神经内科分会神经肌肉病学组, 中国线粒体病协作组. 中国线粒体脑肌病伴高乳酸血症和卒中样发作的诊治专家共识 [J]. 中华神经科杂志, 2020, 53: 171-178.

［3］ Parikh S, Goldstein A, Koenig MK, et al. Diagnosis and management of mitochondrial disease: a consensus statement from the Mitochondrial Medicine Society [J]. Genet Med, 2015, 17: 689-701.

[4] Koenig MK, Emrick L, Karaa A, et al. Recommendations for the management of strokelike episodes in patients with mitochondrial encephalomyopathy, lactic acidosis, and strokelike episodes [J]. JAMA Neurol, 2016, 73: 591-594.

病例20 慢性进行性眼外肌麻痹

慢性进行性眼外肌麻痹（chronic progressive external ophthalmoplegia，CPEO）是一组以眼睑下垂和慢性进行性双侧眼球运动障碍为主要临床特征的线粒体肌病。

一、病史资料

患者，女性，19岁。

【主诉】双眼睁眼困难、运动耐力下降5年余。

【现病史】患者5年前发现睁眼稍困难，双眼裂稍小，伴运动耐力下降，跑步较前费力，容易疲劳但不影响日常生活，休息后可缓解，无晨轻暮重，无视物模糊及视物成双，无吞咽及咀嚼困难。后患者睁眼困难缓慢加重，1年前患者家属发现患者双眼睑下垂，日常活动后疲劳感明显，跑步600m即感全身沉重疲惫，休息后可缓解，曾就诊于某地方医院，考虑重症肌无力可能，注射新斯的明无明显缓解。

【既往史】生长发育正常。

【家族史】否认家族中类似病史。

二、体格检查

【神经系统查体】神清，语利，双侧瞳孔等大，光反应灵敏，双眼睑下垂，双眼球左右及上下运动欠充分，双侧面纹对称，伸颈屈颈肌力4级，四肢肌力5级，四肢腱反射对称引出，针刺觉对称，巴氏征阴性。

三、辅助检查

【抽血化验】CK 303U/L，ALT 32U/L，AST 26U/L，LDH 312U/L，HBDH 423U/L；血常规、肾功能、血清离子、甲状腺功能五项、乙酰胆碱受体抗体、抗核抗体谱、肿瘤标志物、副肿瘤标志物均未见明显异常；血尿有机酸筛查：无明显异常。

【心电图】窦性心律不齐。

【肌电图】所检感觉、运动神经传导未见异常；右侧三角肌、右侧股四头肌轻收缩运动单位时限偏窄，低频及高频重复神经刺激未见波幅递增递减现象。

【心脏彩超】心内结构血流未见明显异常。

【**肺 CT**】未见异常。

【**头 MRI**】未见异常。

四、进一步检查

【**肌肉组织活检（左肱二头肌）**】主要病理改变为 MGT 染色可见较多典型和不典型破碎红纤维（RRF）（图 20-1），SDH 染色可见较多破碎蓝纤维（RBF）（图 20-2），未见小血管壁深染，提示线粒体肌病改变。

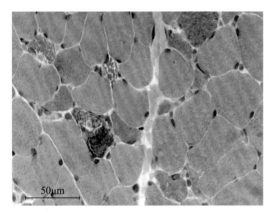
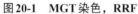

图 20-1　MGT 染色，RRF

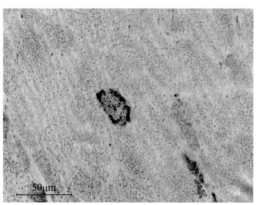

图 20-2　SDH 染色，RBF

【**基因检测**】取肌肉组织送基因检测，发现线粒体基因组大片段缺失变异，缺失区域为 chrM：9532-13979。

五、病例特点及确定诊断

患者青年女性，隐匿起病，缓慢进展，病程 5 年余，主要表现为睁眼困难、运动耐力下降、易疲劳，查体发现主要阳性体征为眼外肌不全麻痹、颈肌肌力下降。辅助检查发现肌酸激酶升高；肌电图提示可疑肌源性损害；肌肉病理提示线粒体代谢异常。结合基因检测结果最终诊断为慢性进行性眼外肌瘫痪。

六、疾病综述

CPEO 为散发性、母系遗传、常染色体显性遗传或常染色体隐性遗传，线粒体和核 DNA 缺陷都可引起相同的表型。任何年龄均可发病，儿童期起病者多。首发症状为眼睑下垂和眼肌麻痹，缓慢进展为全眼外肌瘫痪，眼球运动障碍，因大多数患者双侧眼外肌缓慢对称受累，复视不常见，部分患者可有咽部肌肉和四肢无力。

CPEO 患者血和脑脊液乳酸水平可能升高，肌酸激酶水平通常正常或轻度升高；针极肌电图可以显示肌病的损害。临床怀疑 CPEO 时，可以进行肌肉组织活检，MGT 染色上可见破碎红纤维，由大量变性线粒体聚集形成，主要见于Ⅰ型肌纤维。琥珀酸脱氢酶是一种完全由核DNA编码而不是由线粒体DNA编码的酶，在SDH染色中，肌膜下线粒体增殖的肌纤维被称为"破碎蓝纤维"。电镜下可见肌膜下或肌原纤维间有大量异常线粒体，线粒体嵴排列紊乱，有时可见类结晶样包涵体。

CPEO多为mtDNA片段的缺失，其可能发生在卵子或胚胎形成的时期。常染色体显性和隐性遗传性CPEO与多个核DNA基因突变有关，包括*POLG*、*C10orf2*、*RRM2B*、*SLC25A4*、*POLG2*、*DGUOK*和*SPG7*，它们会引起基因组间信号传导缺陷，导致多重继发性线粒体DNA缺失。

目前CPEO的治疗主要是改善线粒体代谢等支持治疗，如辅酶Q_{10}、丁苯酞、能量合剂等；部分患者眼睑下垂遮挡视野，可行眼科手术治疗，改善症状，提高生活质量。

七、疾病感悟

典型CPEO患者临床诊断相对容易，少数患者可以不对称起病，甚至多年不对称，与重症肌无力眼肌型不易鉴别。此时，肌电图、肌肉活检和基因检测可帮助诊断。此外，对CPEO患者，还要关注有无心脏、眼底及神经系统其他异常表现，排除Kearns-Sayre综合征可能。

（王　敏）

参考文献

［1］贾建平. 神经病学 (第8版) [M]. 北京: 人民卫生出版社, 2018.

［2］DiMauro S, Schon EA, Carelli V, et al. The clinical maze of mitochondrial neurology [J]. Nat Rev Neurol, 2013, 9: 429-444.

［3］Milone M, Benarroch EE, Wong LJ. POLG-related disorders: defects of the nuclear and mitochondrial genome interaction [J]. Neurology, 2011, 77: 1847-1852.

［4］Pitceathly RD, Smith C, Fratter C, et al. Adults with RRM2B-related mitochondrial disease have distinct clinical and molecular characteristics [J]. Brain, 2012, 135, 3392-3403.

病例21　酷似肌营养不良的单纯线粒体肌病

单纯线粒体肌病（isolated mitochondrial myopathy，IMM）是选择性累及骨骼肌，表现为肌无力症状的一组线粒体肌病。

一、病史

患者，男性，46岁。

【主诉】双下肢无力10年，加重伴双上肢无力3年。

【现病史】患者于10年前无明显诱因出现双下肢无力，表现为上楼费力，伴腰痛，行走正常。7年前走路摇摆，行走1000m左右出现双下肢胀痛，休息后可缓解。3年前行走400m需休息，上楼需扶扶手、上半层楼需休息，蹲起不能；同时出现双上肢上举无力，左肩疼痛。3个月前行走100m需休息，活动后小腿后部胀痛，曾摔倒一次；双上肢无力较前加重，并出现端碗费力。病来无肉跳、抽筋，无饮水呛咳、吞咽困难。饮食睡眠可、二便正常，体重无明显变化。

【既往史】体健。

【家族史】否认家族遗传病史及类似疾病史。

二、体格检查

【一般情况】体温36.6℃，脉搏88次/min，呼吸20次/min，血压140/95mmHg。内科查体：身高175cm，体重85kg，未见异常。

【神经系统查体】神清语利，颅神经查体未见异常。双上肢近端肩外展肌力4级，屈肘、伸肘肌力3级，远端肌力5-级；双下肢近端肌力5-级，远端肌力5级。四肢近端肌萎缩。四肢腱反射减弱，病理征阴性。

三、辅助检查

【血液学检查】CK 347U/L（24～195U/L），LDH 250U/L（109～245U/L），α-HB-DH 239U/L（72～182U/L）。血常规、电解质、甲状腺功能五项、肌炎抗体谱、抗核抗体谱、肿瘤标志物、副肿瘤标志物均未见明显异常。

【心动超声】双心房轻度扩大、双心室轻度扩大、双心室舒张功能减低。

【心电图】未见明显异常。

【肌电图检查】所检肌肉呈肌源性损害。

【腰椎MRI】腰椎退行性改变，腰3～4、4～5椎间盘膨出。

【双大腿MRI】双侧大腿肌群普遍体积缩小，伴大片状异常信号，以前外侧及后群肌肉为主，肌间隙增宽（图21-1）。

【双小腿MRI】双侧小腿肌肉萎缩并脂肪变。

【前臂MRI】左侧三角肌、肱三头肌、喙肱肌、肱二头肌内脂肪浸润。

【肌肉组织活检（左侧肱二头肌）】HE及GT染色可见肌束衣及肌内衣结缔组织和脂肪组织明显增生。肌束内肌纤维大小明显不等，可见较多典型RRF，少数肌纤维内

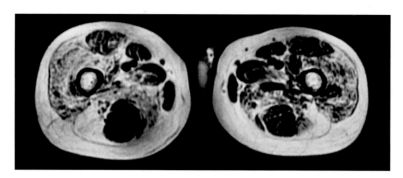

图21-1 双大腿MRI

可见筛状空泡。核内移增加。部分肌纤维油红染色可见脂滴明显增多。COX/SDH双染可见较多蓝染肌纤维（图21-2）。dystrophin染色肌纤维膜均匀着色。

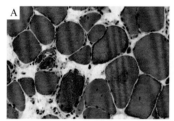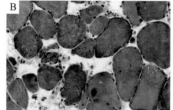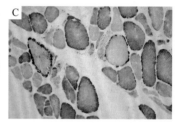

图21-2 左侧肱二头肌活检

A．HE染色；B．Gomori染色；C．COX-SDH双染

四、进一步检查及结果

将患者肌肉组织送检全外显子和线粒体基因组测序，全外显子测序未发现明确相关致病基因；线粒体基因检测示*MT-TA*基因点突变，突变位点m.5650G＞A。

五、病例特点及确定诊断

本例中年男性，隐匿起病，缓慢进展，病程10年余。主要表现为双下肢近端无力起病，逐渐累及双上肢，伴活动后肌痛，肌肉萎缩，疲劳不耐受；不伴有其他系统受累。主要阳性体征：四肢近端肌力3～5⁻级。CK轻度升高；肌电图提示肌源性损害；肌肉组织活检提示肌营养不良和线粒体肌病特点。肌肉线粒体基因检测发现m.5650G＞A点突变，确诊为单纯线粒体肌病。

六、疾病综述

线粒体基因是双链闭合环状DNA分子，存在于所有真核细胞中，通过氧化磷酸化产生ATP，为体内生化活动提供能量。线粒体由包含13种呼吸链复合物亚基、

22种线粒体tRNA（mt-tRNA）和2种线粒体rRNA（mt-rRNA）共37个线粒体基因（mtDNA）和1500个核基因（nDNA）共同编码。mtDNA和（或）nDNA突变均可导致线粒体功能障碍，目前已检出致病缺陷基因350余个，部分位于mtDNA，绝大部分位于nDNA。

细胞内全部mtDNA数量称为mtDNA拷贝（mtDNAcn）。肌细胞的mtDNAcn为7000个左右，远高于代谢率较低的细胞。突变mtDNA与正常mtDNA共存于同一细胞（异质性）。当正常mtDNA数量不足以维持细胞代谢功能时会出现功能障碍和临床症状（阈值效应）。mtDNA突变所致表型差异大，高能量需求的脑和肌肉组织最常受累，可表现为多系统受累的综合征，也可以表现为单发症状或者多种器官系统症状的组合，与突变mtDNA异质性及组织分布相关。

IMM是线粒体肌病的亚型，以选择性累及骨骼肌为特征。相对于MELAS、KSS等线粒体综合征，单纯的线粒体肌病非常少见，且通常与mtDNA突变有关。位于mtDNA的基因突变：编码复合物Ⅰ的*MT-ND1*、*MT-ND2*、*MT-ND4*、*MT-ND5*、*MT-ND6*、编码复合物Ⅲ的*MTCYB*、编码复合物Ⅳ的*MT-CO1*、*MT-CO2*和转运氨基酸合成线粒体蛋白质的tRNA基因；以及少数nDNA突变：如胸苷激酶2（*TK2*）基因或辅酶Q基因，均可以导致单纯线粒体肌病。

单纯线粒体肌病的临床表现很难与基因突变位点一一对应，相同基因位点的变异在同一家系患者中也可导致不同的临床表现。由mtDNA导致的单纯线粒体肌病常为母系遗传，亦有散发病例；nDNA所致线粒体肌病可为散发或遗传。发病年龄分布于各个年龄段，起病隐匿，呈持续进展性病程，常表现为运动不耐受、肌无力，轻微运动后即感到疲劳。受累肌群可以由肢带肌群无力逐渐向远端进展，亦可四肢远端无力起病向近端进展。上睑下垂可见于m. 4087A＞G（*MT-ND1*）、m. 5650G＞A（*MT-TA*）位点突变；m. 8344A＞G（*MT-TK*）位点突变易导致咽喉肌受累致言语不清、吞咽困难；呼吸肌受累所致急性呼吸衰竭可见于m. 3243A＞G（*MT-TL1*）位点突变。呼吸链复合物Ⅲ、Ⅳ相关基因突变和mt-tRNA突变可导致运动后肌痛、肌痉挛，横纹肌溶解和肌红蛋白尿。可见肌肉萎缩，腱反射减弱，Gowers征阳性。血清肌酶正常或轻中度升高；肌电图呈肌源性损害；肌肉MRI可见肌肉量减少并脂肪化。

肌肉活检表现与基因型有关，线粒体肌病在肌肉病理上很少呈肌营养不良表现，尤其是m. 3243A＞G点突变致病的患者。但在线粒体基因大片段缺失和编码tRNA的线粒体基因点突变时，患者肌肉病理具有酷似肢带型肌营养不良的表现，镜下可见结缔组织增生，脂质沉积，MGT染色可见异常线粒体增生产生的破碎红纤维，COX染色可见酶缺失肌纤维。

线粒体肌病的诊断需要结合病史、遗传方式、临床表现和辅助检查综合分析。需与先天性肌病、LGMD、强直性肌营养不良、重症肌无力等疾病鉴别。肌肉组织活检和（或）基因检测可最终明确诊断。

线粒体肌病目前尚无特异性治疗方法，治疗目的以维持患者的能量代谢、防治并发症为主。建议高脂低糖即生酮饮食，通过脂肪酸氧化为机体提供能量。药物治疗中，艾地苯醌、辅酶Q$_{10}$、维生素C、维生素E、谷胱甘肽、类胡萝卜素、类黄酮可清除自由基；乙酰基肉碱可以保护和修复氧化损伤的线粒体；铁、锌、泛酸可促进线粒体的氧化功能。碳酸氢钠可降低乳酸。近年基因治疗被提议为线粒体肌病的治疗选择，通过使用专为mtDNA设计的限制性内切酶来引导异质性细胞内突变mtDNA的靶向降解。

单纯线粒体肌病是线粒体肌病中病程发展相对缓慢、预后相对良性的一个亚型。通过治疗，肌无力症状可在一定程度上得以缓解，且疗效可以维持较长一段时间。

七、疾病感悟

线粒体（脑）肌病可表现为单纯线粒体肌病，临床最初表现为肢带综合征，伴随病态疲劳；病理表现酷似肌营养不良，容易误诊，SDH/COX双重染色可发现大量COX阴性的肌纤维，高度提示原发性线粒体肌病。需要进一步用肌肉检测线粒体和核基因，最终明确基因突变位点和形式。在导致单纯性线粒体肌病的基因突变类型中，线粒体tRNA基因异常占比较高。

（笪宇威　姜雨廷）

参考文献

［1］ Arena IG, Pugliese A, Volta S, et al. Molecular genetics overview of primary chondrial myopathies [J]. J Clin Med, 2022, 11 (3).

［2］ Davison JE, Rahman S. Recognition, investigation and management of chondrial disease [J]. Arch Dis Child, 2017, 102 (11): 1082-1090.

［3］ Reddam A, McLarnan S, Kupsco A. Environmental chemical exposures and chondrial dysfunction: a review of recent literature [J]. Curr Environ Health, 2022.

［4］ Lehmann D, Schubert K, Joshi PR, et al. Pathogenic mitochondrial mt-tRNA[Ala] variants are uniquely associated with isolated myopathy [J]. Eur J Hum Genet, 2015, 23 (12): 1735-1738.

［5］ Olsen DB, Langkilde AR, Orngreen MC, et al. Muscle structural changes in chondrial myopathy relate to genotype [J]. J Neurol, 2003, 250 (11): 1328-1334.

［6］ Ahmed ST, Craven L, Russell OM, et al. Diagnosis and treatment of mitochondrial myopathies [J]. Neurotherapeutics, 2018, 15 (4): 943-953.

病例22 伴有脊柱强直和早期呼吸肌受累的SEPN1基因相关肌病

SEPN1相关肌病（SEPN1-related myopathy，SEPN1-RM）是一组先天性肌病，临床表现为慢性进展性中轴肌无力，脊柱强直、前侧凸以及严重的早发呼吸功能不全。

一、病史

患者，男性，36岁。

【主诉】弯腰后不能直立2.5年，下肢无力2年，憋喘半年。

【现病史】患者于2.5年前无明显诱因出现弯腰后需用手辅助才能站直，不耐疲劳，行走1000m就需要休息。2年前出现上楼梯费力但不需扶把手，上台阶及走路易跌倒，伴体重迅速增加20kg。1年前双下肢无力加重，上楼梯需扶把手，并出现颈部活动受限，低头不能。半年前，患者长时间平卧后出现憋喘，无法平卧位睡眠，后逐渐进展至只能坐位睡眠。上述症状缓慢进行性加重，病程中无晨轻暮重和症状波动，无肌肉疼痛和肉跳，无肢体麻木和其他感觉异常，二便正常。

【既往史】体健。

【个人史】生长发育史无异常，自幼运动能力稍差，日常生活不受影响。

【家族史】父母非近亲婚配，否认家族遗传病史。

二、体格检查

体温36.3℃，脉搏92次/min，呼吸20次/min，血压144/106mmHg。

【内科查体】身高173cm，体重73kg。腹部膨隆，双下肢增粗伴指凹性水肿；脊柱轻度侧弯，颈段脊柱强直（图22-1）。余内科查体未见明显异常。

【神经系统查体】神清语利，颅神经检查未见异常。走路姿势异常，呈"摇摆步态"，Gowers征阳性。屈颈、伸颈、转颈活动受限，双上肢近端肌力4级，双下肢近端肌力3～4级，四肢远端肌力5级。下肢肌张力减低，无肌肉萎缩及肥大。双上肢腱反射正常，双下肢腱反射减弱，病理征阴性。

三、辅助检查

【血液学检查】血红蛋白163g/L，血小板332×10⁹/L，CK 634U/L，血气分析：pH 7.296，氧分压63.5mmHg，二氧

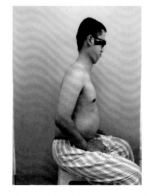

图22-1 颈段脊柱屈曲受限

化碳分压56.8mmHg。肝肾功、血清离子、甲状腺功能五项、肌炎抗体谱、抗核抗体谱、肿瘤和副肿瘤标志物均未见明显异常。

【**心电图、心动超声**】未见异常。

【**肝、胆、胰、脾、肾+腹水超声**】未见明显异常。

【**肌电图检查**】四肢神经传导速度未见明显异常；针极肌电图提示肌源性损害。

【**肺功能**】重度限制性肺通气功能障碍。

【**吸气相+呼气相胸片**】膈肌麻痹。

【**全脊柱MRI**】脊柱稍侧弯，C5～6椎分节不全，未见椎管内及髓内异常信号。

【**双大腿MRI平扫**】双侧大腿肌肉弥漫性信号异常，后群为著。股四头肌受累左侧重于右侧。臀大肌、缝匠肌、半膜肌、大收肌脂肪化明显，股直肌、长收肌、股薄肌相对不受累（图22-2）。

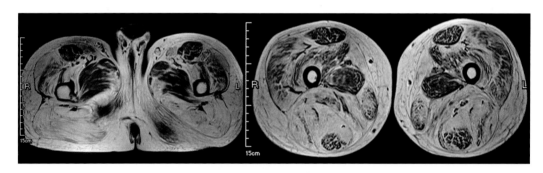

图22-2　双大腿MRI平扫

【**肌肉活检（左侧肱二头肌）**】肌纤维大小明显不等，萎缩肌纤维呈圆形，可见代偿肥大肌纤维，肌间质中度增生，可见细胞内氧化酶活性局灶性缺失，符合多微轴空的病理表现，Ⅰ型纤维总体直径较小伴小群组化。Desmin染色及其他染色未见异常（图22-3）。

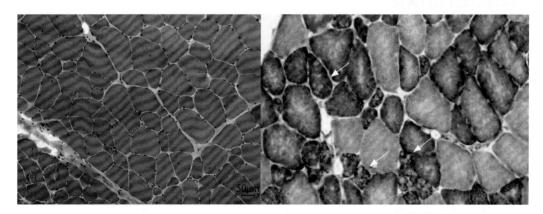

图22-3　左侧肱二头肌活检（左侧HE染色，右侧NADH染色）
图中箭头所示肌纤维内多发微小的酶活性局灶性缺失，呈"多微轴空"样改变

四、进一步检查和结果

全外显子组基因测序结果显示*SEPN1*（SELENON）基因复合杂合突变，突变位点c. 1384T＞C（p. U462R），致病突变；c. 1078_1086dupGGCTACATA（p. I362_P363insGYI），意义未明。以上位点分别来自母亲、父亲，父母均为无症状携带者。c. 1078_1086dupGGCTACATA（p. I362_P363insGYI）为整码突变，理论上可引起蛋白质长度改变，且正常人群数据库未检索到该突变，预测为致病性变异。根据患者典型临床表现、肌肉病理改变及基因检测结果，患者诊断为SEPN1相关肌病。给予患者改善肌肉能量代谢、无创呼吸机辅助通气，患者肺换气功能改善，活动耐力增加，复查血气分析示呼吸性酸中毒有所纠正。

五、病例特点及确定诊断

本例青年男性，隐匿起病，缓慢进展，病程2.5年。主要表现为中轴肌、骨盆带肌无力，病情初期具有疲劳不耐受特点，后逐渐出现脊柱强直、脊柱侧弯，病程中快速出现严重的呼吸受累（发生在患者尚能行走时）。血清CK轻度升高，肌电图提示肌源性损害；大腿MRI示双侧大腿诸肌脂肪变性；肌肉活检可见肌营养不良改变，伴多微轴空和Ⅰ型肌纤维小群组化。诊断考虑为伴多微轴空样先天性肌病。最终由基因确诊为SEPN1相关肌病。

六、疾病综述

SEPN1-RM是一组由于SEPN1基因纯和或复合杂合突变导致的先天性肌病，包括4种常染色体隐性遗传性肌病：脊柱强直性肌营养不良1型（rigid spine with muscrlar dystrophy type 1，RSMD1）、多微轴空病、马洛里样包涵体（Mallory body like inclusions）肌病和先天性肌纤维类型比例失调。因其临床表型和分子遗传学特征高度重叠，目前被认为是同一种疾病，称为SEPN1相关肌病。

该病发病率较低，国外报道约为0.5/100万，在我国仅偶见散发报道。

SEPN1相关肌病主要临床特点是早发性肌张力低下、慢性进展性中轴肌无力，儿童期出现的脊柱强直、脊柱前侧凸以及严重的呼吸功能不全。四肢肌无力为轻中度，81.7%的患者启动无创通气（NIV）时仍保留活动能力。80%以上儿童早期起病，伴有运动发育迟滞。严重患者可出现眼外肌麻痹。多数在青春期前以上表型就完全显露，平均启动NIV的年龄是14岁。目前认为，SEPN1-RM临床表型谱可能更为宽泛和异质性。极少数患者成年后才出现呼吸受累，通常继发于某种诱因，而早期肌病症状较为轻微。早发性呼吸衰竭是SEPN1相关肌病的突出表现，即在行走能力丧失之前出现呼吸肌无力。可出现早发呼吸衰竭的肌病还常见于庞贝病、肌原纤维肌病（*DES*、*BAG3*

突变）、强直性肌营养不良（*DMPK* 突变）、伴早发呼衰的遗传性肌病（*TTN* 突变）等，临床上应注意鉴别。

SEPN1 相关肌病的肌外受累症状如体重改变和代谢异常也逐渐被人们所认识。患者通常在青春期体重迅速下降，导致皮下脂肪丢失和恶病质样表现。成人平均体质指数（BMI）为（16.9±4.0）kg/m^2。另有极少数超重或肥胖患者的临床表现往往更加严重，早期出现功能丧失和显著的呼吸衰竭。研究显示体重与病情严重程度相关，体重增加通常导致功能下降并加剧疲劳不耐受。同时患者易合并胰岛素抵抗，不耐受饱和脂肪酸毒性，高糖高脂饮食可加剧内质网应激。以上肌外受累症状反映了该病线粒体生物产能和脂肪代谢异常的病理生理学机制，因此除非具有明显营养不良的证据，应避免摄入高热量、高脂肪饮食，以避免诱发或加重代谢异常、氧化应激及肌肉无力。

SEPN1 相关肌病发病机制为基因突变导致其编码的硒蛋白 N 异常，而硒蛋白 N 位于内质网/肌浆网，是一种基于氧化还原反应的钙离子感受器。硒蛋白 N 具有一个结合钙离子的 EF hand 基序和一个具有还原酶活性的含有硒代半胱氨酸的基序，可维持细胞钙稳态、减轻氧化应激和内质网应激。*SEPN1* 突变以错义突变、插入/重复突变、缺失突变和无义突变为主，国外病例以外显子 1 突变最为常见。新近研究发现，SEPN1 在线粒体相关膜结构（mitochondrial associated membranes，MAMs）中富集，参与内质网与线粒体之间的钙转移，维持内质网和线粒体连接的结构完整性。SEPN1 缺陷时可导致线粒体内质网联系减弱，细胞器内钙浓度降低，氧化磷酸化和细胞产能受损，引起肌肉收缩功能下降和疲劳不耐受。

该病的肌肉活检异质性较大，最突出的病理特点是多微轴空样改变，通常伴有肌纤维直径变异度增大、Ⅰ型纤维优势但直径较小，中央核增多和轻度肌营养不良样改变。偶见嗜酸性包涵体且结蛋白阳性，称为马洛里样包涵体。24.1% 的患者具有严重的肌营养不良样改变，伴或者不伴轴空改变，25.3% 具有非特异性肌源性损害。中轴肌的肌肉病理损害比四肢肌更为严重。因此，病理改变的异质性可能与取材年龄和取材部位有关。

目前 SEPN1 相关肌病无特效治疗方法，以支持性治疗为主，包括呼吸机辅助通气、心功能评估、营养支持、改善脊柱畸形和挛缩等的混合治疗，目的是预防和治疗严重的并发症。其中，脊柱侧弯的手术治疗和呼吸支持可以显著改善预后，延缓呼吸肌无力的进展，减轻肺动脉高压，提高活动耐力。此外，新的治疗靶点也在积极研究中。由于线粒体产能与内质网功能的交互关系逐渐被认识，因此，抗氧化剂对 SEPN1-RM 的治疗可能有效，已在斑马鱼动物模型中改善了其肌肉功能，为新药研制开拓了新思路。

SEPN1 相关肌病其实是一种较为严重、进展迅速的先天性肌病，约 10% 的患者会丧失行动能力，即使是轻症患者 40 岁前可出现全面性身体功能下降，甚至影响寿命。极少数患者进展缓慢，呼吸受累较晚，但缺乏预后信息。

七、疾病感悟

伴早发呼衰的肌病主要见于庞贝病、肌原纤维肌病、伴早发呼衰的遗传性肌病、微小轴空病、强直性肌营养不良等。此外，合并肌张力减低、中轴肌无力、脊柱强直和侧弯、疲劳不耐受等要考虑SEPN1相关肌病的可能。应注意呼吸功能监测，早期无创呼吸机辅助通气。

（笪宇威　张　姝）

参考文献

［1］ Villar-Quiles R, von der Hagen M, Métay C, et al. The clinical, histologic, and genotypic spectrum of-related myopathy: A case series [J]. Neurology, 2020, 95 (11), e1512-e1527.

［2］ Zhang S, Lei L, Fan Z, et al. Delayed respiratory insufficiency and extramuscular abnormalities in selenoprotein N-related myopathies [J]. Front Neurol, 2021, 12: 766942.

［3］ Silwal A, Sarkozy A, Scoto M, et al. Selenoprotein N-related myopathy: a retrospective natural history study to guide clinical trials [J]. Ann Clin Transl Neurol, 2020, 7 (11): 2288-2296.

［4］ Filipe A, Chernorudskiy A, Arbogast S, et al. Defective endoplasmic reticulum-mitochondria contacts and bioenergetics in SEPN1-related myopathy [J]. Cell Death Differ, 2021, 28 (1): 123-138.

［5］ Zito E, Ferreiro A. Calcium and redox liaison: A key role of selenoprotein N in skeletal muscle [J]. Cells, 2021, 10 (5).

［6］ Bouman K, Groothuis J, Doorduin J, et al. Natural history, outcome measures and trial readiness in LAMA2-related muscular dystrophy and SELENON-related myopathy in children and adults: protocol of the LAST STRONG study [J]. BMC Neurol, 2021, 21 (1): 313.

病例23 诊断"富有挑战"的淀粉样肌病

淀粉样变是一种多系统性疾病，神经系统中最常累及周围神经，以骨骼肌受累为首发症状者极为罕见。临床可表现为近端肢体无力、疲劳不耐受、球部受累和呼吸肌受累等，极易误诊。

一、病史

患者，女性，65岁。

【主诉】声音嘶哑、四肢无力1年余，吞咽困难2个月。

【现病史】患者于1年余前无明显诱因出现声音嘶哑，经雾化治疗无效，不影响交流，无吞咽困难和饮水呛咳，就诊于当地医院。检查发现其声带闭合不全，抬软腭无力；同时出现双下肢行走无力，易疲劳，活动不耐受，抬腿及蹲起均正常。10个月前，患者出现双上肢无力，表现为梳头、抬胳膊费力，持筷不受影响。声音嘶哑进行性加重，讲话旁人难以听懂。2个月前出现咀嚼乏力，吃硬食疲劳感明显，吞咽费力，但无明显呛咳，四肢无力进行性加重，梳头需要间断休息，走10m左右需要休息，休息后无力可减轻。病程中无上睑下垂和复视，无呼吸困难，无晨轻暮重表现。发病以来，饮食可，睡眠可，二便正常，体重下降5kg。

【既往史】腕管综合征减压术（术后手麻减轻50%）；2型糖尿病20余年；高血压病20余年；冠状动脉粥样硬化性心脏病、陈旧性心肌梗死、室壁瘤、心功能不全10余年。

【个人生活史】原籍出生，无外地久居史，无地方病或传染病流行区居住史，无毒物、粉尘及放射性物质接触史，生活较规律，无吸烟、饮酒史，已婚。

【家族史】否认家族中类似病史。

二、体格检查

【入院查体】神志清楚，高级皮质功能正常。声音嘶哑，构音障碍，咽反射存在，舌体稍宽。四肢近端肌力4级，双上肢远端手指肌力3级，双下肢远端肌力5级。肌张力正常，四肢腱反射（＋）。双手桡侧三指指尖痛觉减退。病理征阴性。霍夫曼征阴性。共济运动稳准，一字步行走可，足跟足尖行走正常。

三、辅助检查

【血液学检查】CK-MB 6.82ng/mL，Myo 83.2ng/mL，cTNT 0.005ng/mL，NTproBNP 1808pg/mL；免疫球蛋白A 0.42g/L，免疫球蛋白M 0.34g/L；血浆D-二聚体0.64μg/mL。

【免疫固定电泳（样本：血清）】轻链Kappa阳性。

【轻链LAMBDA定量＋轻链KAPPA定量（样本：血清）】轻链KAPPA定量728.00mg/dL（629～1350mg/dL），轻链LAMBDA定量346.00mg/dL（313～723mg/dL）。

【尿常规】尿蛋白（+/−）。

【尿24h轻链LAMBDA＋轻链KAPPA】KAPPA 77.00mg/dL（正常＜5.00mg/dL），LAMBDA＜5.00mg/dL。

【心脏彩超】左心扩大，左室壁节段性运动异常，心尖部室壁瘤形成，主动脉瓣钙化，三尖瓣反流（轻度），左室收缩功能减低伴限性充盈障碍。

【新斯的明试验】阴性。

【喉镜检查】双侧声带黏膜水肿；发音相双侧声带可内收，声门关闭不全；吸气相双侧声带外展受限。会诊诊断：声带水肿（双），不完全性声带麻痹（双侧）。

【EMG+NCV】MCV：右正中神经潜伏期延长，波幅下降MCV下降，双侧尺神经波幅低限，右尺神经MCV下降。SCV：双正中神经未出，双尺神经SCV略下降。H反射尚可，F波潜伏期出现率尚可。EMG示四肢近端肌源性损害，上肢远端神经源性损害。

【头颅CT】左枕叶软化灶，脑萎缩。声门及声门上区右侧壁略厚，咽左侧壁钙化灶。

【大腿肌肉磁共振】双侧大腿后组肌群轻度肌萎缩。

【骨髓穿刺】骨髓单克隆浆细胞0.216%。

【骨髓细胞形态学检查】提示：骨髓稀释，浆细胞占0.5%，偶见双核浆细胞。

【左侧肱二头肌肌肉活检病理】HE及MGT染色可见部分肌间小血管壁增厚，管腔无狭窄，管壁和间质可见异常物质沉积。肌束内肌纤维排列欠紧密，肌纤维大小不等，萎缩的肌纤维呈圆形或角形，散在分布，部分肌纤维失去角形外观，被异常沉积的物质挤压变形。PAS染色可见小血管壁和部分异常沉积的物质深染，唾液淀粉酶不能消化；ATP酶染色萎缩的纤维累及两型，以Ⅱ型纤维为主，未见明显群组化现象。血管壁及肌内衣异常沉积的物质刚果红染色阳性（图23-1）。

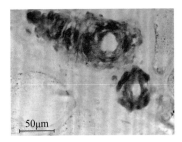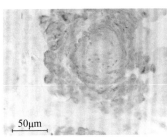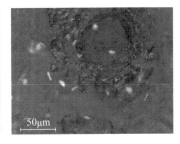

图23-1　肌肉活检

（左）PAS染色可见小血管壁和部分异常沉积的物质深染；（中）刚果红染色阳性；（右）刚果红染色偏振光下见苹果绿光

【左上臂皮肤活检】真皮层胶原纤维增生伴散在淀粉样物质沉积，刚果红（＋）。

四、进一步检查及结果

*TTR*基因检测阴性。送检活检组织激光显微切割刚果红阳性物质完善质谱分析显示Ig κ相对丰度最高，提示分型为ALκ型。

五、病例特点及确定诊断

患者为老年女性，隐匿起病，进行性加重；主要症状为声音嘶哑以及近端为主的对称性肢体无力。主要阳性体征：声音嘶哑，舌体稍宽，四肢近端肌力差，腱反射减低。辅助检查发现血清免疫固定电泳轻链KAPPA阳性；尿轻链KAPPA定量升高；肌肉活检提示淀粉样肌病；活检组织质谱分析提示分型为ALκ型。

六、疾病综述

淀粉样变是指由多种血清蛋白发生构象改变（大部分是反平行式β-片层结构），生成低分子量（5～25kD）蛋白成分沉积于组织或器官导致的疾病。该病是一种多系统性疾病，神经系统中最常累及周围神经，主要表现为自主神经功能障碍和腕管综合征，骨骼肌受累少见。当淀粉样物质沉积于肌纤维间，引起肌肉损害时，称为淀粉样肌病。

淀粉样肌病通常发生于原发性淀粉样变（轻链淀粉样变，AL），在家族性淀粉样变中发生率较低，通常不发生在继发性淀粉样变（AA），偶见于老年性淀粉样变病例。AL是一种以纤维状单克隆免疫球蛋白轻链沉积在组织中导致器官功能障碍为特征的浆细胞疾病。沉积可发生在任何器官和组织中，最常见的受累器官是心脏、肾脏、肝脏、胃肠道和周围神经和（或）自主神经（图23-2）。估计年发病率为（3～10）/100万，因肌肉受累没有特异性表现，导致诊断延迟。

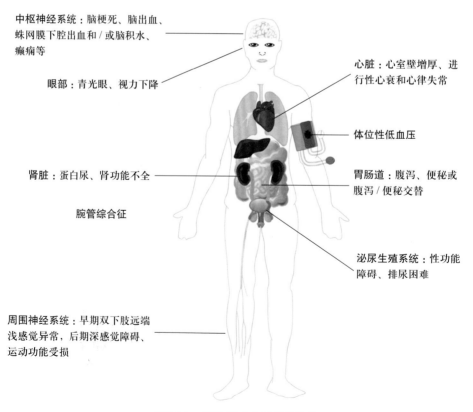

图23-2 淀粉样疾病累及的部位

肌病的表现有时可能是 AL 的始发症状，可表现为近端肌无力、肌痛、肌肉假性肥大和呼吸困难。肌肉假性肥大常见于舌肌和（或）四肢骨骼肌，巨舌或由于舌侧扇贝形（牙齿撞击造成的）是 AL 淀粉样病变的特征，可能是该病的最初表现的特征。肌肉浸润罕见，通常与全身受累有关。

淀粉样肌病患者血清 CK 通常升高 2～5 倍，但 gelsolin 突变的家族性淀粉样变的患者中，CK 高达 70 倍。血清或尿液中单克隆轻链免疫球蛋白（λ 多于 κ）增高见于 AL 相关淀粉样肌病。肾脏淀粉样蛋白沉积可导致肾功能不全和蛋白尿。在无心脏受累症状时，心肌肌钙蛋白 T 升高提示 AL 淀粉样变中心肌亚临床受累。

大多数患者在肌电图上显示肌病样改变，肌膜兴奋性增高，伴有频繁的纤颤电位和正尖波，特别是在脊旁和近端肌肉，也可出现复杂的重复放电和肌强直放电。在受累肌肉中可观察到早期募集，短时限、低波幅、多相的 MUAPs。近半数的患者被发现同时存在周围神经病变，这时往往也会检查到神经传导速度的异常：通常显示运动和感觉神经传导波幅降低，传导速度轻微减慢；针极肌电图可发现远端肌肉可见募集减少，时限增长、波幅增大的 MUAPs。

此类患者特征性的影像表现是 MRI 可见患肢皮下脂肪"低信号网状结构"，伴或不伴 T2 和 STIR 信号增加。此外，MRI 可显示骨髓 T1 信号降低，提示血液系统恶性肿瘤。

肌肉活检可见肌纤维大小不等，肥大纤维和萎缩纤维的并存，可见散在的坏死和再生纤维，核内移现象增多。也可见失神经相关的小组型萎缩。在刚果红染色切片上，荧光镜下可以很好地显示淀粉样蛋白沉积：淀粉样蛋白沉积在小动脉和小静脉周围；肌纤维也部分或完全被淀粉样蛋白沉积包裹。在 AL 中，免疫组化研究显示淀粉样沉积由 λ 或 κ 轻链组成。膜攻击复合物可与淀粉样沉积共定位。电镜下可证实沉积在小血管和肌纤维周围的物质呈短的、无分支的 10nm 左右的淀粉样细丝。质谱可以用来鉴定淀粉样蛋白沉积的亚型。

七、治疗

本病预后不佳，一项单中心回顾性研究显示大多数肌肉受累的患者伴有广泛的器官受累，中位生存期为 12 个月。

八、疾病感悟

淀粉样肌病临床表现缺乏特异性，极易漏诊和误诊，故肌病患者需要常规筛查免疫固定电泳和游离轻链，同时肌肉活检注意关注血管壁在 HE、PAS 和刚果红染色中是否有异常物质沉积。此外，本例患者事实上已有多系统损害表现，腕管综合征和心功能不全，因此需注意追问既往史，综合考虑与现病史的相关性。

（文欣玫）

参考文献

[1] Liewluck T, Milone M. Characterization of isolated amyloid myopathy [J]. Eur J Neurol, 2017, 24 (12): 1437-1445.

[2] Pinto MV, Dyck PJB, Liewluck T. Neuromuscular amyloidosis: Unmasking the master of disguise [J]. Muscle Nerve, 2021, 64 (1): 23-36.

[3] Muchtar E, Derudas D, Mauermann M, et al. Systemic immunoglobulin light chain amyloidosis-associated myopathy: Presentation, diagnostic pitfalls, and outcome [J]. Mayo Clin Proc, 2016, 91 (10): 1354-1361.

[4] Chapin JE, Kornfeld M, Harris A. Amyloid myopathy: Characteristic features of a still underdiagnosed disease [J]. Muscle Nerve, 2005, 31 (2): 266-272.

[5] Ostrow LW, Corse AM, Morrison BM, et al. Expanding the spectrum of monoclonal light chain deposition disease in muscle: Light chain myopathy [J]. Muscle Nerve, 2012, 45 (5): 755-761.

病例24 艾地苯醌治疗有效的低钾型周期性瘫痪

　　周期性瘫痪（periodic paralysis，PP）是一组神经科相对常见的骨骼肌离子通道病，其中低钾型周期性瘫痪（HypoPP）最常见，目前治疗方法主要是口服钾盐或静脉补钾治疗。乙酰唑胺对预防发作可能有效，但对HypoPP的预防效果并不理想，且很难买到。

一、病史

　　患者，男性，50岁。

　　【主诉】发作性肢体无力13年。

　　【现病史】患者37岁时劳累后出现双下肢无力，行走稍费力，不伴肢体麻木、言语不清和吞咽困难，持续1d后双下肢无力完全缓解。此后间断出现肢体无力，偶伴肌肉疼痛，不伴肢体僵硬，常于受凉、劳累、感冒、或生气后出现，一般持续2～3d完全缓解，发作时曾就诊于当地医院，查血钾2.8mmol/L，予补钾治疗后，症状明显好转。近一周发作较前明显频繁，平均每天发作一次。

　　【既往史】体健。

　　【家族史】其父亲、一哥哥和一妹妹有类似疾病史。

二、体格检查（发作间期）

　　体温36.4℃，呼吸20次/min，心率70次/min，血压112/57mmHg。

【**内科查体**】步入诊室，步态正常，心肺查体未见明显异常。

【**神经系统查体**】神清语利，高级皮质功能正常。屈颈有力，双眼闭目有力，双侧鼻唇沟对称，鼓腮有力，伸舌居中，四肢肌力Ⅴ级，四肢腱反射对称引出，双侧病理征阴性，感觉系统和共济运动正常。

三、辅助检查

血常规、肝肾功能、电解质、甲状腺功能、肌酸激酶未见明显异常。心电图和超声心动图未见明显异常。四肢神经传导检查未见明显异常。

四、进一步检查

长程运动诱发试验阳性。全外显子基因检测：未发现明确致病改变。

五、治疗及预后

经过艾地苯醌（30mg，一天3次，口服）治疗3个月，患者未再出现类似发作。

六、病例特点

中年男性，青壮年起病，主要表现为反复发作的双下肢无力，发作时血钾下降，补钾治疗有效，发作前常有一定的诱因，长程运动诱发实验阳性，且有家族史，故临床诊断为低钾性周期性瘫痪。但全外显子基因检测未发现相关基因突变。

七、疾病综述

PP是一组常染色体显性遗传的骨骼肌离子通道病，一般可分为低钾周期性瘫痪、高钾周期性瘫痪和Andersen-Tawil综合征三类，其中HypoPP最常见，其特征性表现是发作性局灶性或全身性的骨骼肌无力，持续数小时或数天，发作时血钾水平下降，不伴有肌强直。常见的诱发因素包括进食高碳水化合物、饮酒或剧烈运动。HypoPP可发作于任何年龄，以10～30岁多见，一般在30岁后其发作频率逐渐减慢。一般发作间期患者的肌力恢复正常，但部分患者仍不能恢复正常，而发展为持久性的近端肌无力。已明确HypoPP与*CACNA1S*基因和*SCN4A*基因突变相关，其中*CACNA1S*基因负责编码骨骼肌L型α_1钙通道亚基（Cav1.1），而*SCN4A*基因编码电压门控钠通道α亚单位。据报道，约60%的HypoPP患者与*CACNA1S*基因突变相关，约20%与*SCN4A*基因突变相关，剩余20%患者致病基因尚不明确。目前认为，上述两个致病基因突变介导的HypoPP的发病机制类似，均在电压感受区形成新的异常通道，即"门控漏电流"，导致肌细胞膜异常去极化，降低肌细胞兴奋性，最终引发骨骼肌迟缓性瘫痪。

无论遗传或散发病例均表现为发作性的四肢迟缓性瘫痪，伴低血钾，补钾治疗有效，不难诊断 HypoPP。对于临床症状不典型的患者，长程运动诱发试验和基因检测可协助诊断。但约20%HypoPP患者的致病基因不明。本案例中的HypoPP患者经基因检测未发现 *SCN4A* 和 *CACNA1S* 基因相关突变，提示可能存在其他基因突变，有待进一步研究。

HypoPP的治疗包括急性中止发作和慢性预防性治疗。在急性发作期，应迅速纠正低钾血症，一般首选口服钾盐或静脉补钾。慢性预防性治疗包括避免诱发因素和药物干预疗法。目前可应用于HypoPP的药物有限，以碳酸酐酶抑制剂为主，其代表性药物是双氯非那胺和乙酰唑胺。双氯非那胺是第一个且唯一获得美国FDA批准用于治疗HypoPP的药物，但目前在国内尚未上市。乙酰唑胺虽作为HypoPP的经验性治疗药物，但对HypoPP的预防效果并不理想，且目前国内市场上较难购获。本例患者为减低发作频率，我们尝试给予艾地苯醌治疗，却意外收到不错的治疗效果。艾地苯醌属于泛醌类抗氧化剂，是辅酶Q_{10}的类似物。有研究显示辅酶Q_{10}通过与细胞膜上的脂质双分子产生作用，稳定膜上钾离子释放和膜电位。此外辅酶Q_{10}参与电子传递，促进细胞能量合成，改善细胞代谢。因此，我们推测艾地苯醌可能通过类似机制，调节骨骼肌细胞膜兴奋性，改善骨骼肌纤维的损伤，进而降低HypoPP的发作频率。

八、治疗感悟

目前HypoPP的治疗手段相对有限，本案例的患者经艾地苯醌治疗后发作频率显著降低。尽管这一现象的机制尚不十分明确，但可以对现有治疗无效的患者尝试一种新的治疗方法。

（笪宇威　雷　霖）

参考文献

［1］ Maggi L, Bonanno S, Altamura C, et al. Ion channel gene mutations causing skeletal muscle disorders: Pathomechanisms and opportunities for therapy [J]. Cells, 2021, 10 (6).

［2］ Matthews E, Labrum R, Sweeney MG, et al. Voltage sensor charge loss accounts for most cases of hypokalemic periodic paralysis [J]. Neurology, 2009, 72 (18): 1544-1547.

［3］ Greig SL. Dichlorphenamide: A review in primary periodic paralyses [J]. Drugs, 2016, 76 (4): 501-507.

［4］ Shinozawa S, Araki Y, Oda T. Stabilizing effects of coenzyme Q_{10} on potassium ion release, membrane potential and fluidity of rabbit red blood cells [J]. Acta Med Okayama, 1980, 34 (4): 255-261.

［5］ Acosta MJ, Vazquez Fonseca L, Desbats MA, et al. Coenzyme Q biosynthesis in health and disease [J]. Biochim Biophys Acta, 2016, 1857 (8): 1079-1085.

下 篇

周围神经病和前角疾病病例

病例25 急性起病的慢性炎症型脱髓鞘性神经根神经病

慢性炎性脱髓鞘性多发性神经根神经病(chronic inflammatory demyelinating polyradiculoneuropathy,CIDP)常隐匿起病,症状持续进展常在8周以上。但仍有约18%的患者呈急性起病,临床酷似GBS,称作急性起病的CIDP(acute onset CIDP,A- CIDP)。

一、病史

男,26岁。

【主诉】四肢麻木、无力10月。

【现病史】患者于10个月前(2015年3月20日)无明显诱因出现面部麻木,2d后出现后背阵发性针刺样疼痛,四肢麻木,双手持物无力,不能用筷子吃饭,行走困难,偶有饮水呛咳,饭后多次恶心、呕吐;到当地医院就诊,查体示右侧周围性面瘫,四肢套样痛觉减退,四肢肌力5-级;5d后发展至双侧周围性面瘫,诊断吉兰-巴雷综合征,给予甲泼尼龙(1g/d)冲击治疗后,自觉四肢麻木及恶心、呕吐明显好转;随后继续给予甲泼尼龙静脉滴注治疗,并逐渐减量,2周后改为甲泼尼龙(48mg/d),每日1次,口服。3周后患者双手麻木再次加重,查体:双上肢肌力5-级,双下肢近端3级,远端4级。腰椎穿刺脑脊液示:白细胞5×10^6/L,蛋白168mg/dL。神经传导速度检查显示四肢广泛性运动神经波幅减低,速度减慢,感觉神经未引出波形。给予静脉滴注人血免疫球蛋白治疗5d;同时继续口服甲泼尼龙治疗,每次36mg,每天1次。经治疗四肢麻木有好转,双侧周围性面瘫基本恢复,以后每周甲泼尼龙减量2片,患病2个半月时停用。患病3个月时患者自觉四肢麻木、无力进一步加重,走路有踩棉花感,摔倒一次后不能再独立行走,需要他人搀扶。在当地医院口服维生素 B_{12}、B_1 等药物治疗病情无好转。患者自发病以来饮食、精神、睡眠差,二便无异常。

【既往史、个人史、家族史】既往身体健康，无特殊个人史，否认家族遗传病史。

二、体格检查

【内科查体】无异常发现。

【神经系统】神清语利，颅神经无异常，四肢近端、远端均肌肉萎缩，双侧上肢近端、远端肌力均4级，双下肢近端肌力4级，踝关节背屈、跖屈肌力2级，足趾背屈、跖屈肌力0级，四肢腱反射消失，四肢长手套、袜套样痛觉减退，膝关节以下关节位置觉和音叉震动觉消失，Romberg征阳性。

三、辅助检查

血常规、尿常规、便常规、血沉、凝血四项、生化全项、同型半胱氨酸、甲状腺功能全项、肿瘤全项、性激素六项、抗核抗体谱、ANCA、乙肝、丙肝标志物、HIV、梅毒螺旋体抗体、莱姆抗体、M蛋白、毒物筛查等均无异常。腰穿：白细胞$4\times10^6/L$，蛋白308mg/dL；IgG 91.8mg/L，IgA 15.4mg/L，IgM 2.6mg/L；OB（-），IgG鞘内合成率174.89mg/24h。胸片、心电图、肺CT、腹部超声、甲状腺超声、前列腺超声、密度检查正常；肌电图显示右侧正中神经、尺神经运动传导速度潜伏期延长，波幅下降显著；胫神经、腓总神经、腓肠神经运动、感觉传导未引出肯定波形。

四、治疗经过

入院后再次给予甲泼尼龙冲击治疗，辅以神经营养药物治疗，1周后患者症状逐渐好转，2周后患者双踝背屈、跖屈4级，双足趾背屈、跖屈3级，脚踩棉花感明显减轻，四肢手套、袜套样感觉减退较前好转，可独立站立，独立行走10余米。出院时口服醋酸泼尼松（60mg/d），1个半月复查时患者自觉双手、足麻木较前显著减轻，可独立站立、行走。查体：双上肢肌力5级，双下肢近端肌力4级，远端1～2级，四肢腱反射未引出，双侧短套样（腕关节、踝关节以下）痛觉减退，双手音叉振动觉减弱，双膝关节以下音叉振动觉消失，双足趾运动觉、位置觉差，Romberg征阳性。继续激素治疗，缓慢减量并配合康复治疗，患者症状进一步好转，1年后基本恢复正常。

五、病例特点及确定诊断

该患者病例特点：①青年男性，急性起病，病情进展快；②主要表现为面部及四肢麻木、无力，伴有恶心、呕吐等自主神经症状，以双侧周围性面瘫、四肢弛缓性瘫痪、四肢套样痛觉减退、上下肢远端深感觉障碍为主要体征；③激素和免疫球蛋白静脉滴注治疗有效；④病情在治疗好转后再次加重，特别是在病程2周时和3个月时多次加重；⑤脑脊液具有蛋白-细胞分离的特点，肌电图显示四肢运动、感觉神经重度受损。

抓住患者以急性起病的四肢对称性弛缓性瘫痪为主要特征，且脑脊液具有蛋白-细胞分离的特点，首先考虑吉兰-巴雷综合征（Guillain-Barré syndrome，GBS）似乎是合理的诊断思路，因此首诊医院按GBS给予丙球治疗，患者症状获得了好转。然而患者在治疗病程3周时再次加重，经治疗再次好转，但在病程3个月时又一次加重，且持续进展。经过较长时间的激素、神经营养药物以及康复治疗，最后患者症状再次好转，符合慢性炎症型脱髓鞘性神经根神经病的特点。最后诊断为A-CIPD。

六、疾病综述

在GBS的治疗中，确实存在着治疗好转后再次加重的现象，称为GBS治疗相关性波动（GBS treatment-related fluctuations，GBS-TRFs）。具体定义如下：①GBS患者治疗后残障程度至少提高1个级别或MRC（medical research counsil sumscore）评分提高5分；②治疗后病情稳定1周以上，随后在起病的2个月内症状再次加重，残障程度至少下降1个级别或MRC评分下降5分。文献显示，8%～16%的GBS患者有TRF，且首次TRF出现在起病的8周内，绝大多数出现在起病的4周内；GBS-TRF中，30%左右的患者有第二次TRF，与不伴有TRF的GBS患者相比，严重的且伴有感觉损害者易发生TRF，无纯运动型报道。本例患者第二次加重是在病程3个月以后，不符合上述定义，因此不考虑为GBS-TRF。

GBS还有一种情况就是复发型，其定义为：符合GBS诊断标准的相同的症状和体征2次或2次以上的发作。对于完全缓解患者，两次发作的间隔至少2个月；对于部分缓解的患者两次发作的间隔至少4个月。本例患者应该是治疗后获得部分好转，其复发间隔不到4个月，因此其不符合复发型GBS。对于CIDP来讲，症状、体征在8周以上仍在进展是重要的诊断标准。本例患者3个月后仍在进展应该考虑为A-CIDP。

A-CIDP的定义是患者以GBS形式起病，8周后病情再次恶化或病程中出现≥3次的病情恶化。显然该患者符合这一标准。文献显示，5%～20%的CIDP患者表现为A-CIDP。患者急性起病，快速进展，无力在起病的8周内达到高峰，随后表现为CIDP样的慢性病程；其中一半以上的患者4周已达高峰。

在疾病的早期区分GBS和A-CIDP是非常困难的，但却是非常重要的。因为两者的治疗策略和长期预后是不同的。GBS-TRF治疗需要再次给予人血免疫球蛋白静脉滴注或血浆置换，且能够取得很好的效果，而A-CIDP除了可以定期给予人血免疫球蛋白静滴维持外，大多数患者需要较长时间的包括激素在内的免疫抑制剂治疗。

一些特点有助于早期识别A-CIDP，如起病8周后症状仍加重或不同时期3次或以上症状恶化；一半以上的患者在病情高峰时仍能独立行走，颅神经受累少见，电生理显示，周围神经脱髓鞘，而轴索损害少见等。但本病例早期即出现明显的面神经受累，似乎与文献不符。因此对A-CIDP特点的认识尚需积累更多的病例。

七、疾病感悟

这是一例急性起病的 CIDP，提示在诊治 GBS 时，若遇到疾病好转后反复恶化，特别是多次恶化，超过 8 周仍在加重，要考虑 A-CIDP，及时调整治疗策略。此外，本例患者首次就诊时诊断 GBS，但由于经济原因，患者拒绝使用丙种球蛋白而选用激素治疗，症状明显改善，提示诊断可能不是 GBS。

（王锁彬）

参考文献

［1］ Ruts L, Drenthen J, Jacobs BC, et al. Distinguishing acute-onset CIDP from fluctuating Guillain-Barré syndrome: A prospective study [J]. Neurology. 2010, 74 (21): 1680-1686.

［2］ Kuitwaard K, van Koningsveld R, Ruts L, et al. Recurrent Guillain-Barre syndrome [J]. J Neurol Neurosurg Psychiatry, 2009, 80 (1): 56-59.

［3］ Alessandro L, Rueda JMP, Wilken M, et al. Differences between acute- onset chronic inflammatory demyelinating polyneuropathy (A-CIDP)and acute inflammatory demyelinating polyneuropathy (AIDP) in adult patients [J]. J Peripher Nerv Syst, 2018, 23: 154-158.

［4］ Dionne A, Nicolle MW, Hahn AF. Clinical and electrophysiological parameters distinguishing acute-onset chronic inflammatory demyelinating polyneuropathy from acute inflammatory demyelinating polyneuropathy [J]. Muscle Nerve, 2010, 41 (2): 202-207.

［5］ Anadani M, Katirji B. Acute-onset chronic inflammatory demyelinating polyneuropathy: an electrodiagnostic study [J]. Muscle Nerve, 2015, 52 (5): 900-905.

病例26 抗 CASPR1 抗体阳性的自身免疫性结旁病

自身免疫性结旁病主要由抗接触蛋白1（CNTN1）抗体、抗神经束蛋白155（NF155）抗体及抗接触蛋白相关蛋白1（Casprl）抗体介导致病，因其与经典CIDP有显著区别，2021年发布的指南将其从CIDP中分出，当临床表现类似CIDP，但对IVIg和激素无效时需进行结旁抗体检测。早期应用B细胞清除剂，可能获得较好疗效。

一、病史

患者，男性，60 岁。

【主诉】进行性双下肢无力伴四肢麻木 14 个月，双上肢无力 8 个月。

【**现病史**】患者于 2019 年 6 月 19 日晨起无明显诱因出现口唇肿胀，当日夜间出现口角右偏，有进食、饮水外漏，于当地诊断"面瘫"，行针灸治疗 3d 上述症状明显好转。6 月 24 日出现手指、足趾麻木，双下肢无力，表现为行走费力，逐渐加重，数天后上楼需双手抓住楼梯护栏，伴有后背及双小腿酸痛，影响睡眠，触碰时加重，四肢、背部偶有肉跳感。6 月末不能独行，入当地医院就医。肌电图提示周围神经损害，腰穿脑脊液提示的蛋白 749mg/L，细胞计数 6×10^6/L，诊断为"吉兰 - 巴雷综合征"，给予丙种球蛋白 0.4g/（kg·d）（用量 35g）治疗 3d，同时应用甲泼尼龙（1g/d），逐渐减量并序贯口服甲泼尼龙。1d 后双下肢无力、手足麻木减轻 20%，能独自短距离行走，后背部及双小腿酸痛减轻 80%，8 月底停服激素。12 月初双下肢无力逐渐加重，使用助行器行走费力，伴有双上肢无力，抬举尚可，持物费力，手足麻木范围再次扩大至手肘及大腿。2020 年 1 月于当地再次就诊，诊断为"吉兰 - 巴雷综合征可能性大"，给予丙种球蛋白 0.4g/（kg·d）（用量为 27.5g）+ 甲泼尼龙 1g/d 治疗 5d，甲泼尼龙 0.5g/d 治疗 1d 后改为口服甲泼尼龙片 48mg，逐渐减量（4mg/ 周），半个月后四肢无力、麻木感逐渐得到改善，可使用助行器行走，四肢麻木范围缩小至手腕及膝盖。2020 年 7 月开始四肢无力、麻木再次加重，需借助轮椅，双手持物费力，伴有颈部、躯干无力，抬头、坐起、翻身费力，同时有声音嘶哑，进食减慢，偶有饮水呛咳，排尿不畅，大便干燥。无胸憋、气短、呼吸困难。

【**既往史**】心律不齐病史 16 年，具体不详；高血压病史 5 年，未系统诊治。慢性乙型肝炎病毒携带者 20 年，口服"恩替卡韦"治疗。2020 年 4 月发现血糖升高，口服二甲双胍治疗。

【**个人生活史**】饮酒史 40 年，3～4 瓶啤酒/d，已婚配偶及子女体健，无冶游史。

【**家族史**】否认家族中类似病史。

二、体格检查

体温 36.4℃；脉搏 96 次/min，律不齐；呼吸 20 次/min；血压 178/135mmHg。

【**神经系统查体**】神清，声音嘶哑；闭目、鼓腮力弱，额纹对称，口角右偏，舌肌震颤，余脑神经（－）。伸屈颈 3 级，双上肢近端肌力 4 级，远端 3 级，双下肢近端肌力 3 级、远端 0 级，四肢肌张力降低，四肢肌肉萎缩。腱反射双上肢减弱，双下肢消失。四肢远端套样痛觉减退，双足位置觉消失，右下肢远端震动觉消失，余部位震动觉减退，远端为重。双侧指鼻试验稳准，双侧跟膝胫试验及 Romberg 征不能完成。双侧病理征阴性。

三、入院后辅助检查

【**常规检查**】血尿便常规、肿瘤全项、血沉、凝血四项 +D 二聚体、糖化血红蛋白、叶酸+维生素 B$_{12}$、抗核抗体谱、甲状腺功能全项、抗心磷脂抗体谱、免疫固定电泳、风湿三项+免疫五项、抗中性粒细胞胞质抗体谱基本正常范围。抗 GM1 抗体谱、自免脑抗体谱未见明显异常。抗 MAG 抗体阴性，抗 NF155 抗体、NF186 抗体阴性。

【**生化全项**】总蛋白 58.46g/L，球蛋白 22.54g/L，尿酸 429μmol/L，钾 3.4mmol/L。

【**脑脊液检查**】白细胞总数 6×10^6/L，蛋白 249mg/dL，免疫球蛋白 A 6.94mg/dL（0.0～0.2mg/dL），免疫球蛋白 M 0.69mg/dL（0.0～0.2mg/dL），免疫球蛋白 G 38.9mg/dL（0.48～5.86mg/dL），24h 脑脊液 IgG 鞘内合成率 57.76mg/24h（0～9mg/24h）。

【**肺功能**】限制性通气功能障碍中度，换气功能正常。

【**心电图**】房颤。

【**影像学检查**】头颅 MRI+DWI 和 MRA 未见明显异常。

【**肌电图**】四肢运动感觉损害（轴索+髓鞘）。运动神经传导：双下肢未引出波形，双上肢传导速度减慢、远端潜伏期延长、波幅降低。感觉神经传导：双下肢除左侧腓肠神经外均未引出波形，双上肢感觉传导波幅减低、速度减慢。EMG：右侧胫前肌、左侧伸指总肌可见纤颤和自发电位。

【**腓肠神经光镜病理（图 26-1、图 26-2）**】有髓纤维密度重度减少，可见活动性轴索变性，未见洋葱球样结构。

四、进一步检查及结果

抗 CASPR1 抗体汇报血清 1∶1000，脑脊液 1∶100（图 26-3）。

腓肠神经电镜观察发现，郎飞结结构损害严重，结旁结构紊乱，横带消失，施兰切迹增宽，轴索撕裂（图 26-4）。

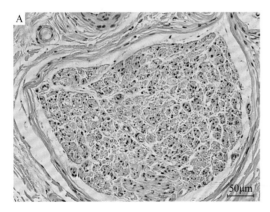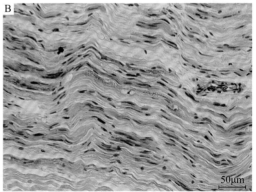

图 26-1　腓肠神经病理

A. HE：有髓神经纤维重度丢失；B. HE 纵切：有髓神经纤维重度丢失，未见炎细胞；
C. NF：可见有髓神经纤维重度丢失；D. SOX10：雪旺细胞减少

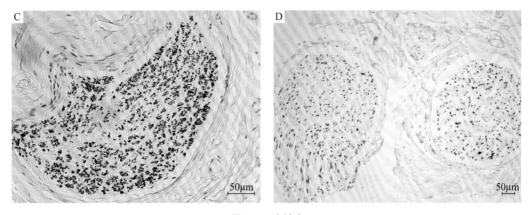

图26-1 （续）

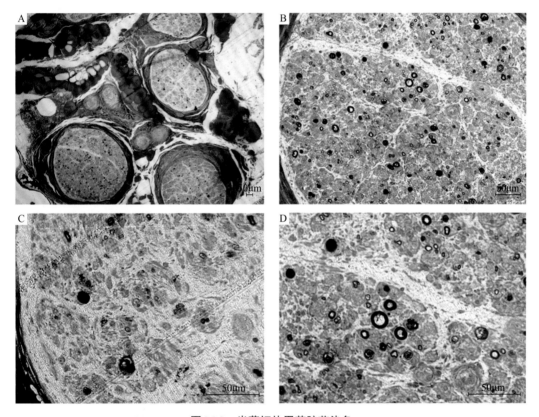

图26-2　半薄切片甲苯胺蓝染色

A. 有髓纤维密度重度减少；B. 轴索变性；C. 可见束膜下水肿；D. 未见洋葱球样结构

五、病例特点及确定诊断

本例患者临床表现及电生理检查提示四肢感觉-运动受累的多发性神经病，下肢重

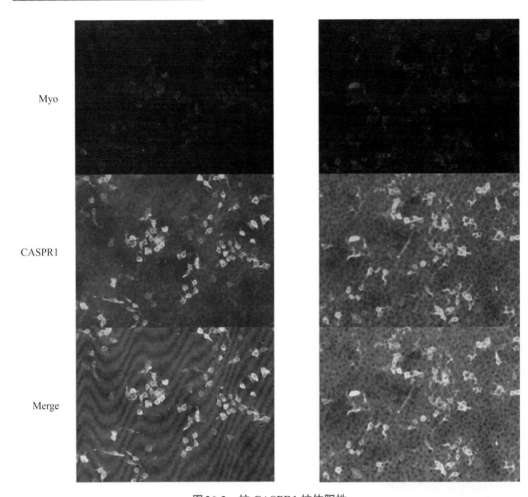

Myo

CASPR1

Merge

图 26-3　抗 CASPR1 抗体阳性
左侧为血清，右侧为脑脊液

于上肢，远端重于近端，早期表现为颅神经受累，逐渐出现下肢远端无力麻木，向近端发展，并出现双上肢无力麻木伴疼痛，随后出现颅神经受累和植物神经损害。腰穿显示蛋白细胞分离，肌电图早期有轴索和髓鞘损害，对丙球和激素早期有反应，但逐渐效果不佳，病情呈进行性发展。腓肠神经病理检查未见炎细胞浸润和洋葱球样结构，不符合经典 CIDP 病理表现，而出现结旁结构损害的表现，进一步检查发现抗 CASPR1 抗体阳性，从而确诊自身免疫性结旁病 - 抗 CASPR1 抗体阳性。

六、疾病综述

目前，已有较多针对结旁结细胞黏附分子的抗体（CNTN1、NF155、Caspr1）和神经束蛋白亚型（NF140/186）的研究。具有这些抗体的患者通常有特定的临床特征。抗 CNTN1 抗体阳性的患者表现为急性或亚急性发病、运动受累或共济失调特征，对 IVIg

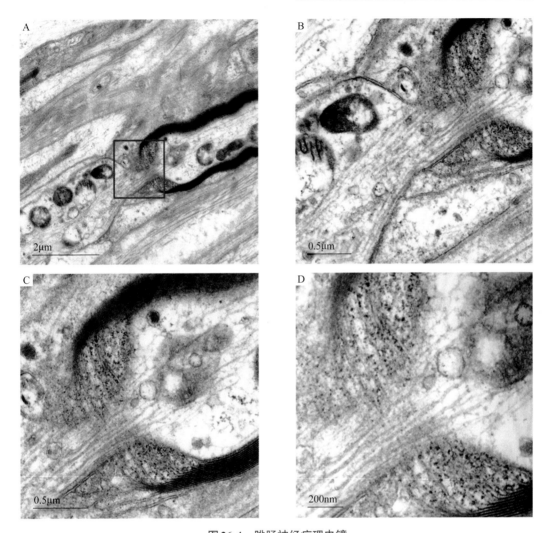

图26-4　腓肠神经病理电镜
可见郎飞结结构损害严重，结间隙增宽，结旁结构紊乱，横带消失，终襻结构模糊、轴索内线粒体异常

治疗无反应或反应差。抗 NF155 抗体阳性的患者发病时较年轻，有亚急性或慢性病程、远端无力、共济失调、震颤，对IVIg 治疗无或反应不良。抗 Caspr1抗体阳性患者表现为急性/亚急性起病，常与共济失调、神经性疼痛、脑神经受累和对 IVIg 反应不良。针对泛神经束蛋白亚型的抗体会导致严重的表型，特别是 IgG_3 亚型。我们将这些疾病命名为"自身免疫性朗飞结病或结旁病"，而不将它们视为 CIDP 变异型，因为它们具有独特的临床特征，而且神经病理没有明显的炎症或巨噬细胞介导的脱髓鞘，主要表现为郎飞结增宽、髓襻与轴突间隙增大、横带消失，并且对常规CIDP 治疗方法反应较差，特别是IVIg。然而，利妥昔单抗可能是有效的。

　　Caspr1 位于结旁区的轴膜端，是一种由结旁神经元表达的跨膜糖蛋白，它关系到神经元电压门控离子通道的正确定位，是细胞动作电位的重要调节因子。虽然早在

2013 年就有关于抗 CNTN1/Caspr1 复合物抗体的报道，但直到 2016 年 Doppler 等才首次系统、完整地报道了抗 Caspr1 抗体阳性 CIDP 患者的临床表现、神经活检和治疗反应等情况。患者未出现意向性震颤或小脑性共济失调，而以严重的神经病理性疼痛为主，但也有报道患者并非都有疼痛；颅神经和呼吸衰竭常见；神经活检并未显示出典型的脱髓鞘特征，但在腓肠神经和皮肤真皮神经纤维中却发现了结旁区的严重破坏和结间隙的拉长，以及钠离子通道的弥散，这可能是朗飞结神经传导受损的形态学表现，即强调了朗飞结是患者的发病部位；治疗方面表现为对利妥昔单抗治疗反应良好。临床诊断 GBS 的患者主要是 $Caspr1\text{-}IgG_3$，而 CIDP 患者主要是 $Caspr1\text{-}IgG_4$ 为主。

抗 $Caspr1\text{-}IgG_4$ 抗体患者的周围神经病变具有高度致残性。疼痛似乎并不是所有抗 Caspr1 抗体相关周围神经病患者的临床特征，$Caspr1\text{-}IgG_3$ 和 IgG_1 应该在疾病早期出现，对 IVIg 部分有效，而 $Caspr1\text{-}IgG_4$ 则出现在病程相对慢性期，对 IVIg 效果不佳。成熟 B 细胞表达免疫球蛋白应该是按照特定的顺序：$IgM \rightarrow IgG_3 \rightarrow IgG_1 \rightarrow IgG_2 \rightarrow IgG_4$。

七、疾病感悟

临床中，无论遇到 GBS 还是 CIDP，电生理表现为轴索损害还是脱髓鞘病变，当出现颅神经受累、自主神经损害、呼吸肌受累时，都需考虑送结旁抗体检查，必要时可做神经组织活检，以便早期诊断、早期治疗，减少功能残疾。多数结病/结旁病患者对 B 细胞清除剂反应良好。

（陈　海）

参考文献

［1］　Peter YK, Pieter AD, Robert DM, et al. European Academy of Neurology/Peripheral Nerve Society guideline on diagnosis and treatment of chronic inflammatory demyelinating polyradiculoneuropathy: Report of a joint task force-second revision [J]. Eur J Neurol, 2021, 28 (11): 3556-3583.

［2］　Querol L, Nogales GG, Rojas GR, et al. Antibodies to contactin-1 in chronic inflammatory demyelinating polyneuropathy [J]. Ann Neurol, 2013, 73 (3): 370-380.

［3］　Doppler K, Appeltshauser L, Villmann C, et al. Auto-antibodies to contactin- associated protein 1 (Caspr) in two patients with painful inflammatory neuropathy [J]. Brain, 2016, 139 (10): 2617-2630.

［4］　Delmont E, Brodovitch A, Kouton L, et al. Antibodies against the node of Ranvier: a real-life evaluation of incidence, clinical features and response to treatment based on a prospective analysis of 1500 sera [J]. J Neurol, 2020, 267 (12): 3664-3672.

病例27　血管炎性周围神经病

血管炎性周围神经病临床表现可不典型，当无系统性损害而单纯以神经病变为临床表现时，容易延误诊断，神经科医生应该提高对此病的警觉。

一、病史

患者，男性，49岁。

【主诉】手足麻木无力51天。

【现病史】患者于51d前出现双足麻木、肿胀；48d前出现发热，发热时间为每日傍晚，体温为37.8～38℃，同时右手麻木无力，大拇指、食指、中指，抓握东西感费力。46d前出现双足无力，右足明显，不能勾脚，松刹车动作完成差；双足底发厚，走路有踩棉花感。43d前于当地医院住院，期间出现左手麻木无力，以小指、无名指为重。给予地塞米松（25mg×1d、20mg×1d、15mg×1d、10mg×1d、5mg×1d）和甲钴胺肌注，双足肿胀好转，但四肢麻木无力无好转。病后体重下降5kg。

【既往史】糖尿病，肝功能异常，肺炎病史1.5个月余。

【个人生活史】无特殊。

【家族史】否认家族中类似病史。

二、体格检查

患者双足皮肤干燥脱屑，皮肤划痕征阳性。神清，语利，高级皮质功能粗测正常，颅神经查体（－）。双手第一骨间肌轻度萎缩。双上肢近端、伸腕、屈腕、屈指肌力5级，双手伸指4级，左手分并指4级、对指5级，右手分并指5级，右手拇指、中指对指4级，双下肢近端肌力5级，右足踝、趾背屈0级，跖屈5-级，左踝、趾背屈3级，跖屈4级。四肢肌张力正常。双手用力时可见震颤。双上肢腱反射、双膝腱反射（＋＋），双侧跟腱反射（＋）。双侧病理征阴性。左手小指、无名指痛觉过敏，右手拇指、食指、中指痛觉过敏，右足背痛觉减退，足底痛觉过敏；左足背痛觉过敏，足底痛觉减退。双下肢关节位置觉消失，闭目难立征阳性。共济运动正常。

三、入院后辅助检查

【血液学检查】血常规、生化全项、肿瘤、副肿瘤化验未见明显异常。抗心磷脂抗体、ANCA、抗心磷脂抗体、结核抗体：阴性。肺炎两项、病毒筛查：大致正常。免疫五项+风湿三项：免疫球蛋白A 5.22g/L，免疫球蛋白M 0.37g/L；血沉：49mm/h；铁蛋白+叶酸+维生素B$_{12}$：631.40ng/mL；甲状腺功能全项：促甲状腺激素0.20U/mL；白蛋白 33.49g/L，磷 1.79mmol/L；餐后 2h 血糖：13.04mmol/L；空腹及三餐后 2h 血糖：平稳且基本正常水平。

【脑脊液常规】白细胞计数 1×10^6/L，脑脊液蛋白 23.80mg/dL；墨汁染色、抗酸染色、脑脊液 TORCH 未见异常；副肿瘤抗体、神经节苷脂抗体、结旁抗体（血+脑脊液）：阴性。血+脑脊液寡克隆带：Ⅰ型多克隆条带；免疫球蛋白（脑脊液）：IgA 0.50mg/dL。

【影像学检查】双颈部、腋窝、腹股沟区淋巴结超声：双侧颈部、腋窝及腹股沟区淋巴结可见。头部 MRI+颈椎 MRI：头 MRI+MRA 未见明显异常。颈椎退行性变，颈 3～胸 1 椎间盘突出。胸 1 椎体血管瘤？胸部 CT：未见明显异常。

颈髓 MRI：颈椎退行性改变，颅底凹陷、颅颈交界发育异常，所见脊髓左侧半较右侧细，颈 3～6、颈 7～胸 1 椎间盘突出，胸 1 椎体血管瘤。

胸髓 MRI 增强：胸椎退行性改变，胸 1、胸 11 椎体血管瘤，颈 7～胸 1 椎间盘突出。

腰椎 MRI：腰 3～骶 1 椎间盘膨出，马尾神经积聚，骶管囊肿，骶 2 水平右侧神经根梢囊肿。

【肌电图】周围神经损害（感觉+运动，轴索为主），右胫神经潜伏期延长，双上肢及右下肢 SSR 异常，EMG 所检肌肉呈神经源性损害。

四、进一步检查及结果

神经组织活检病理结果示：（右腓肠神经）神经束内髓鞘及轴索重度减少，伴施万细胞增生；神经束之间及神经外膜血管周围散在及大量淋巴细胞浸润（以 T 淋巴细胞为主），并可见个别血管的管壁内散在淋巴细胞浸润，伴散在吞噬细胞浸润（图 27-1）。免疫组化结果：MBP（髓鞘+），SOX-10（施万细胞+），NF（轴索+），CD68（吞噬细胞+），CD3（淋巴细胞+），CD34（血管+），α-actin（血管+），CD20（淋巴细胞+）。特殊染色结果：LFB+HE（髓鞘+）。半薄切片：有髓纤维密度重度减少，可见活动性轴索变性，各神经束见分布不均。神经外膜血管周围可见炎细胞浸润、血管壁破坏，血管闭塞（图 27-2）。

综合以上检查结果，诊断为血管炎性周围神经病，予以甲泼尼龙 500mg×5d 静脉滴注，后序贯泼尼松（75mg/次，每天 1 次）口服，患者麻木症状明显好转。

五、病例特点及确定诊断

本例患者为中年男性，亚急性起病，逐渐进展的感觉运动神经病，同时伴有全身症状例如发热和体重下降，肌电图也表现为多发性、感觉运动、轴索损害、双侧程度不等，经腓肠神经活检证实为：非系统性血管炎性周围神经病。需与下列疾病鉴别：神经麻风；Lewis-Sumner 综合征；遗传性压力易感性周围神经病；结节病。患者经激

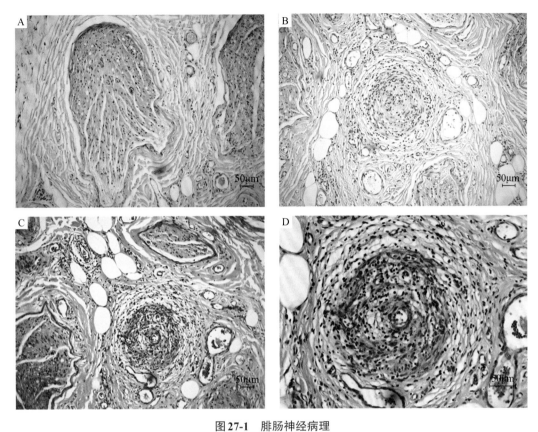

图 27-1 腓肠神经病理

A．HE：有髓纤维密度重度减低；B．HE：神经外膜血管周围炎
细胞浸润、血管闭塞；C．LFB：神经外膜血管周围炎细胞浸润、血管闭塞；
D．LFB（高倍）：神经外膜血管周围炎细胞浸润、血管闭塞、血管壁破坏

素治疗后感觉症状恢复较快，但运动症状恢复较慢。

六、疾病综述

　　血管炎性周围神经病是由神经滋养血管的炎症和缺血性损伤引起的，分为系统性血管炎性周围神经和非系统性血管炎性周围神经病。非系统性血管炎性神经病（nonsystemic vasculitic neuropathy，NSVN）是一种罕见的、仅限于周围神经的中小型血管炎，是缓慢进展的轴索神经病重要的鉴别诊断之一。其突出的特征是远端不对称性运动和感觉症状。确诊需行神经组织活检。NSVN 通常使用免疫抑制剂治疗，根据最新指南，在严重情况下，皮质类固醇是与环磷酰胺相辅相成的一线治疗方法。对于病情稳定或好转的患者，可以考虑停药。为监测治疗反应，建议密切随访。

　　急性到亚急性发病的疼痛感觉异常或感觉、运动混合障碍是血管炎性周围神经病的典型表现。当单个周围神经依次受到影响时，会导致多灶性神经病变（即多发性单神经炎或多发性单神经病变）模式。最近，这种多灶性神经病变模式被称为"一种周

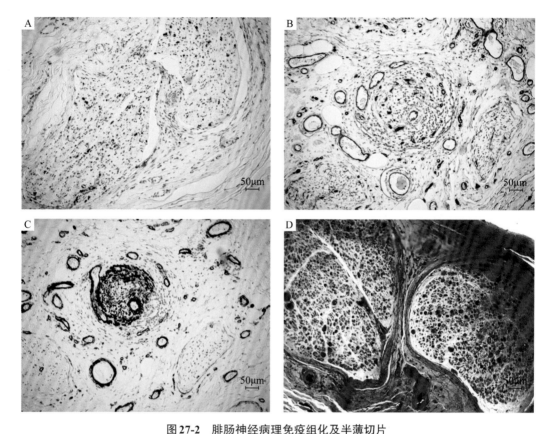

图 27-2 腓肠神经病理免疫组化及半薄切片

A. CD68：可见神经束内见较多 CD68 阳性细胞；B. CD34：闭塞血管内及周围可见较多新生血管；
C. SMA：神经外膜闭塞血管内膜不连续；D. 半薄切片甲苯胺蓝染色：有髓纤维密度重度减少，不均匀活动性轴索变性

围神经病变的解剖模式，它同时或先后影响两个或两个以上的非相邻神经，即躯体神经、感觉神经、运动神经或感觉运动周围神经或颅神经同时或先后受累"。互相重叠的单神经病变可能表现得更加交汇，从而成为长度依赖的对称或不对称模式。部分患者，特别是系统性血管炎患者，有暴发性表现，而其他患者，如 NSVN 患者，可能有逐渐进展的临床表现，可以持续 10 年或更长时间而得不到诊断。少数 NSVN 患者会出现急性、快速进展的功能缺失。血管炎易发生于肢体末梢神经，包括腓总神经、坐骨神经的腓骨段和尺神经的上臂段。可累及颅神经。

疼痛性多发性单神经炎是 NSVN 最常见的临床表现，占 80% 以上，影响腓总神经的患者占比为 90% 以上，影响胫神经的占比为一半以上。所有神经活检显示有血管炎性病变的患者中，有 61% 的患者肌肉组织活检未显示血管炎的证据。

NSVN 排除标准包括其他器官受累的临床病理证据、髓过氧化物酶或蛋白酶-3 ANCAs、冷球蛋白、红细胞沉降率≥100mm/h，以及易导致系统性血管炎的医疗条件或药物，有利于系统性血管炎性神经病的诊断。

治疗管理可能仍然是 NSVN 中最具挑战性的问题。糖皮质激素通常在72%的患者中有效，但1/3的患者可复发。一半患者需要基于免疫抑制剂的二线治疗。一旦确诊，应尽早对 NSVN 进行治疗，如果可能，使用糖皮质激素的初始剂量为1mg（kg·d），或联合使用糖皮质激素和免疫抑制剂。

七、疾病感悟

当遇到亚急性起病的多发性单神经疾病患者时，注意观察是否为不对称性的轴索病变，多追问患者的全身症状，如发热、乏力、体重减轻、关节痛等，即使没有系统免疫检查异常，必要时亦可做神经活检除外非系统性血管炎性周围神经病。

（陈　海）

参考文献

［1］ Collins MP, Dyck PJB, Gronseth GS, et al. Peripheral Nerve Society Guideline on the classification, diagnosis, investigation, and immunosuppressive therapy of non-systemic vasculitic neuropathy: executive summary [J]. J Peripher Nerv Syst, 2010, 15: 176-184.

［2］ Gwathmey KG, Tracy JA, Dyck PJB. Peripheral nerve vasculitis: Classification and disease associations [J]. Neurologic Clinics, 2019, 05, 37 (2): 303-333.

［3］ Quirins M, Théaudin M, Cohen-Aubart F, et al. Nonsystemic vasculitic neuropathy: Presentation and long-term outcome from a French cohort of 50 patients [J]. Autoimmun Rev, 2021 , 20 (8): 102874.

病例28　误诊为免疫介导性周围神经病的麻风病

麻风病是由麻风杆菌感染引起的慢性传染病，当其单纯以神经病变为临床表现时，容易延误诊断。因为此病是可治可防的疾病，所以神经科医生应该提高对此病的认识。

一、病史

患者，女性，32岁。

【主诉】渐进性右手麻木无力3.5年，双下肢麻木1.5年。

【现病史】患者于3年半前长时间怀抱重物后出现右手无名指尺侧及小指麻木无力，自感温度觉及痛觉减退，手指活动不灵活，伴麻木部位出汗减少。全身无皮疹、结节等。后症状逐渐加重并出现右手肌萎缩，就诊于当地医院查肌电图后诊断为"右肘管综合征"，行右侧尺神经松解术治疗，症状无明显改善。2年前患者右手指活动不灵活及麻木程度逐渐加重，麻木范围逐渐进展至右手全手。1.5 年前患者双脚出现麻木症状，伴温度觉减退，程度逐渐加重，范围进展至左侧大腿中上 1/3 及右侧膝关节。就诊于当地医院，考虑"多发神经病，右腕管综合征"，给予丙球、激素治疗后症状仍缓慢加重，范围未再扩大。

【既往史】有带状疱疹及麻疹病史，有冻伤及烫伤史，无皮肤颜色改变。

【个人生活史】出生于云南，19 岁后至河北沧州生活。

【家族史】否认家族中类似病史。

二、体格检查

内科查体无明显异常。

【神经系统检查】神清语利，高级皮层功能粗测正常。右侧三叉神经第二、三支支配区针刺觉减退，余颅神经查体未见异常。右手伸指、分指、并指肌力Ⅳ级，无名指及小指屈曲挛缩；左足背屈、跖屈、屈趾、伸趾肌力Ⅳ级；余肢体肌力Ⅴ级，右手大鱼际、小鱼际、左小腿肌萎缩；右上肢肘关节以下、右下肢膝关节以下、左下肢大腿中上 1/3 以下浅感觉减退；深感觉正常。双侧腱反射活跃。双侧病理征、脑膜刺激征阴性，共济运动正常。

三、入院后辅助检查

【血液学检查】血常规、生化全项、风湿系列、传染病系列、肿瘤、副肿瘤、代谢、免疫相关化验未见明显异常。

【影像学检查】双侧正中神经超声提示双侧腕管综合征，右侧为著（图28-1）；双侧腓总神经超声示神经束水肿，左侧腓总神经较对侧增粗（图28-2）。腰椎MRI提示腰骶神经根均匀增粗（图28-3）。双小腿X射线提示双侧胫骨前肌、腓骨长肌异常信号，左侧为著伴肌萎缩改变。

患者曾先后多次行肌电图检查，提示多发性周围神经损害，累及上、下肢运动和感觉神经，以轴索损害为主。右上肢及双下肢皮肤交感反应异常。

【腓肠神经组织活检（图28-4）】炎性肉芽肿样改变。

四、进一步检查及结果

补充检测神经活检组织麻风杆菌聚合酶链反应（PCR），结果呈阳性。外周血麻风抗体检测呈弱阳性。追溯病史，其母亲来自云南省永胜（麻风病高发区），经 PCR 证实为麻风杆菌携带者。转入专科医院治疗后，患者出现面部发红，专科医生考虑为麻风杆菌感染所致皮损。

全外显子+PMP22 重复基因检查：未见异常。

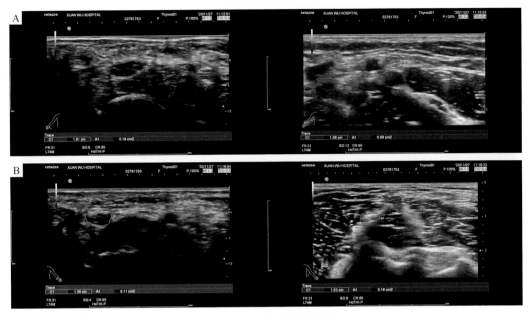

图 28-1　双侧正中神经超声
A. 右侧；B. 左侧

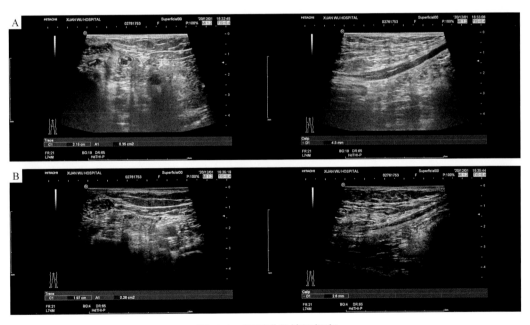

图 28-2　双侧腓总神经超声
A. 右侧；B. 左侧

五、病例特点及确定诊断

本例患者临床表现及电生理检查提示感觉-运动受累的多发性单神经病，早期无明

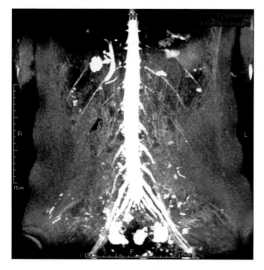

图28-3　腰骶神经根MRI

确皮损表现，影像学提示神经增粗，神经组织抗酸杆菌 PCR 呈阳性，符合"确诊的纯神经炎性麻风病"（Pure neuritic leprosy，PNL）诊断标准。需与下列疾病鉴别：血管炎性周围神经病、Lewis-Sumner 综合征、遗传性压力易感性周围神经病、结节病。患者转入专科医院后给予多菌型联合化疗和泼尼松治疗。

治疗 2 个月后随访，患者右手无名指无力改善，中指麻木感消失，足底处感觉逐渐恢复，面部皮疹消失。

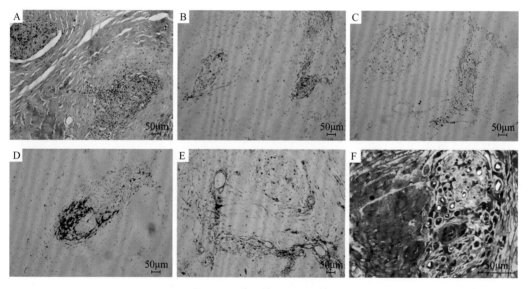

图28-4　腓肠神经组织活检

A. HE：神经外膜、束膜增厚，神经内膜大量炎细胞浸润，有髓神经纤维中度丢失；B. CD3：少量 CD3 细胞浸润；
C. CD68：可见少量 CD68 细胞；D. CD20：大量 CD20 细胞浸润；E. CD34：神经束膜内小血管增多；
F. 半薄切片甲苯胺蓝染色：有髓纤维密度重度减少，神经内膜大量炎细胞浸润，结缔组织增生，有较多空泡

六、疾病综述

　　PNL 这一类型最初由印度学者提出，表现为周围神经病变、皮肤涂片抗酸杆菌呈阴性，仅占麻风病约 10%。本病例病理表现较典型，属于增殖性表现，最常见于麻风感染。诊断的难点在于病理标本抗酸染色呈阴性，需要进一步 PCR 证实。虽然本病例有比较典型的临床表现，但发病率低，临床医生容易漏诊。

PNL 患者 75% 为多发性单神经病变，18% 为单神经病变，其余 7% 为多神经病变。其中，多发性单神经病变可导致自主、感觉和运动神经功能障碍。周围神经的损伤累及神经干和其远端皮支。不对称的感觉异常通常为最早期的临床症状。本例患者以一侧尺神经支配区麻木、无力和出汗异常起病，后逐渐累及其他多条神经，呈多发性单神经病受累模式，感觉症状明显，运动受累相对较轻。与单神经病变模式相比，表现为多发性单神经病变的 PNL 运动症状发生率更高，提示存在更严重的周围神经损伤。值得注意的是，PNL 不等同于患者仅有神经受累，分子学研究表明，这部分患者可能存在全身免疫反应和亚临床皮肤损伤。多达 20% 的 PNL 病例在随访中出现明显的皮损。本例患者入院时全身皮肤查体未发现有明显皮损，但出院后不久出现面部皮肤泛红，经抗麻风治疗后消退，考虑为皮肤组织受累引起的皮疹。

由于神经内的炎症反应和结缔组织增生，麻风患者常表现为神经粗大。既往报道麻风患者有肉眼可见的枕大神经、尺神经增粗，提示我们对于可疑患者的临床查体中需对此特别关注。本例患者虽然未见该表现，但神经超声证实多条神经增粗，腓肠神经组织活检术中亦可见神经明显增粗（图28-5）。另外，麻风病的神经损害主要发生在一些周围神经及其特定的部位，除皮肤的神经末梢外，多发生于位置表浅而体温较低的神经干。而本例患者中，腰椎MRI提示腰骶神经均匀增粗，这是否与疾病进展过程中麻风杆菌侵袭到深部神经干有关尚且存疑，

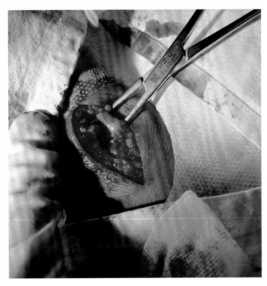

图 28-5　腓肠神经组织活检术中可见腓肠神经增粗

需对该患者治疗随访过程中复查进行对比来进一步明确。

神经组织活检对于疾病分型、个体化治疗以及 PNL 患者预后至关重要。当临床检查和皮肤检查结果不确定时，周围神经组织活检有助于确诊并了解神经损伤情况。本例患者左侧腓肠神经组织于镜下呈现典型麻风肉芽肿样改变，但抗酸杆菌染色呈阴性，后经神经标本 PCR 发现麻风杆菌 DNA 阳性，提示两者在临床诊断中可互相补充。麻风患者的神经损伤在治疗中，甚至治疗后可持续存在。阻止麻风杆菌感染后发生一系列的炎症与免疫反应所致神经退行性与增生等病变，是麻风病防治面临的挑战。

七、疾病感悟

当遇到多发性单神经病患者时，注意观察是否有皮疹和神经粗大，同时追问其是

否有麻风疫区接触史，例如云贵地区，必要时可行神经组织活检。

（陈　海）

参考文献

［1］ Santos D, Mendonca MR, Antunes DE, et al. Revisiting primary neural leprosy: Clinical, serological, molecular, and neurophysiological aspects [J]. PLoS Negl Trop Dis, 2017, 11 (11): e6086.

［2］ Indian association of leprologists (1955) classification of leprosy adopted at all India leprosy workers conference [J]. (Lepr India 27: 93.).

［3］ Garbino JA, Marques WJ, Barreto JA, et al. Primary neural leprosy: systematic review [J]. Arq Neuropsiquiatr, 2013, 71 (6): 397-404.

［4］ Shukla B, Verma R, Kumar V, et al. Pathological, ultrasonographic, and electrophysiological characterization of clinically diagnosed cases of pure neuritic leprosy [J]. J Peripher Nerv Syst, 2020, 25 (2): 191-203.

［5］ Organization. WH. Guidelines for the diagnosis, treatment and prevention of leprosy [Z]. 2020.

病例29 激素治疗有效的 POEMS 综合征

POEMS 综合征早期容易与 CIDP 混淆，两者临床表现有相似之处，例如肢体麻木无力，从下肢开始，尤其是多系统损害不明显时，电生理也可以出现脱髓鞘损害，但两者的治疗和预后是不同的，因此神经科医生应尽早将两者进行鉴别。

一、病史

患者，男性，56 岁。

【主诉】双足麻木伴双小腿无力 9 个月。

【现病史】患者于 2020 年 9 月底无明显诱因下出现双足底麻木，同时伴有双足后脚踝处疼痛及紧绷感，当时不影响走路。后逐渐出现站立不稳，上下楼梯需手扶栏杆，2020 年 10 月 13 日患者就诊于当地医院，肌电图检查示多发性周围神经损害，收住院后予以甲泼尼龙冲击治疗 3d，后患者双足麻木及无力较前缓解 30%。出院后口服醋酸泼尼松龙 5mg，8 片 /d，每 3 天减 1 片，患者缓解症状维持 2 个月余。2020 年 12 月患者自觉双足无力较前加重，有双足及双下肢水肿，期间患者皮肤颜色加深。病程中大便不成形及次数增多，小便费力。体重无明显变化。

【既往史】有高血压病史，未行正规治疗，未监测血压。否认糖尿病史、甲状腺疾病史。

【个人生活史】原籍出生，无外地久居史，无血吸虫病接触史，无地方病或传染病流行区居住史，无毒物、粉尘及放射性物质接触史，生活较规律，无饮酒史，有吸烟史、已戒烟多年。已婚配偶及子女体健，无冶游史。

【家族史】父亲因脑梗死去世，母亲因肺癌去世，二哥因肝癌去世，三哥因肺癌去世，大哥、四哥体健，1 姐 1 妹体健，否认家族遗传病史及类似病史。

二、体格检查

【内科查体】血压 145/100mmHg，皮肤较黑，双足踝部水肿，毛发增多（图 29-1）。

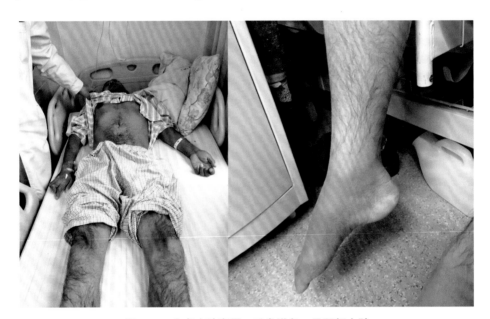

图 29-1　患者皮肤变黑、毛发增多，足踝部水肿

【神经系统检查】神清语利，高级皮质功能正常，颅神经检查（－）。双上肢远近端肌力 5 级，双下肢近端肌力 5 级，右足背屈、跖屈 3 级，左足背屈、跖屈 1 级，四肢肌张力正常，腱反射消失，病理征未引出。右足底针刺觉减退、左足踝关节以下针刺觉减退。ONLS 评分 3 分，MRC 评分 53 分。

三、入院后辅助检查

【血液学检查】血常规、生化全项、风湿系列、传染病系列、肿瘤、副肿瘤、代谢、免疫相关化验未见明显异常。神经节苷脂抗体、结旁抗体阴性。

血清免疫固定电泳重链IgA阳性，轻链λ阳性；游离轻链κ 28.9mg/L，游离轻链λ127mg/L，Fκ/Fλ0.228。尿游离轻链：游离轻链κ71.6mg/L，游离轻链λ25.2mg/L，Fκ/Fλ是2.841。血清血管内皮生长因子VEGF：1034.77pg/mL。血尿毒物筛查未见异常。感染筛查（莱姆菌、布氏菌、寄生虫）：未见异常。性激素六项（样本：血清）：催乳素22.72ng/mL，雌二醇58.00pg/mL。血清皮质醇：皮质醇（8AM）10.00μg/dL；血清皮质醇（5PM）：皮质醇（5PM）7.21μg/dL；血清皮质醇（0AM）：皮质醇（0AM）3.23μg/dL。腰穿脑脊液检查：无色透明度清亮，白细胞计数 2×106/L，蛋白113.30mg/dL，葡萄糖 69. 12mg/dL，脑脊液氯 124.00mmol/l。

【影像学检查】肝胆胰脾超声：脂肪肝（轻度）；脾大。乳腺超声：男性乳腺发育（双侧）；双侧腋窝多发淋巴结增大。全身骨显像：左侧第7、9肋骨硬化，第8肋骨破坏。

【本院肌电图】NCS：所检四肢周围神经性损害（感觉、运动纤维均受累；脱髓鞘伴轴索损害）。F波：左正中神经潜伏期延长、出现率低。H反射：左胫神经未引出肯定波形。EMG：所检左胫前肌、左腓肠肌呈神经源性损害（均可见自发电位，均无力收缩）。

【腓肠神经病理】有髓纤维减少，轴索变性，束膜下水肿，神经外膜小血管增多（图29-2）。

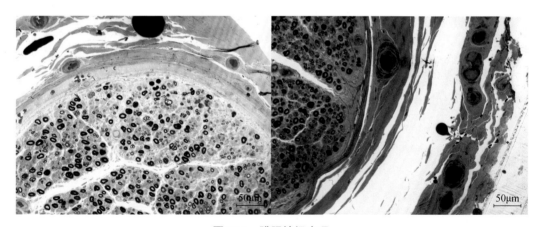

图29-2　腓肠神经病理

半薄切片甲苯胺蓝染色：有髓纤维密度中度减少，轴索变性，束膜下水肿，神经外膜小血管增多

四、进一步检查及结果

患者转入血液科进行骨穿检查，发现浆细胞，排除其他血液疾病，最终诊断为POEMS综合征，给予地塞米松、硼替佐米、环磷酰胺治疗，患者神经系统症状逐渐缓解。

五、病例特点及确定诊断

本例患者临床表现及电生理检查提示双下肢感觉-运动受损的长度依赖性多发性周围神经病，从远端向近端逐渐发展，出现皮肤颜色改变、水肿、乳腺发育等多系统改变，腰椎穿刺呈蛋白细胞分离，检查发现 VEGF 升高，免疫固定电泳 M 蛋白阳性，影像检查发现脾大、骨硬化、骨质破坏，骨髓检查发现浆细胞，从而诊断为 POEMS 综合征。需与下列疾病进行鉴别：CIDP、MGUS、轻链淀粉样变、骨髓瘤。患者经治疗后神经系统症状逐渐缓解。

六、疾病综述

POEMS 综合征又称 Crow-Fukase 综合征或者 Takatsuki 综合征，是一种多系统损害性自身免疫性疾病，以单克隆浆细胞紊乱和周围神经病变为特征，1980 年由 Bardwick 等根据该疾病主要症状的英文首字母排列命名为 POEMS（polyneuropathy 多发性神经病变；organomegaly，器官肿大；endocrinopathy，内分泌障碍；M protein 单克隆丙种球蛋白病；skin changes 皮肤改变）。患病率是 0.3/10 万。

POEMS 的发病机制很复杂，是由细胞因子失衡引起的，其特征是多种促炎和血管生成细胞因子（如白细胞介素 1β、白细胞介素 6、成纤维细胞生长因子、肝细胞生长因子和白细胞介素 12）的过度产生和抗炎细胞因子（即转化生长因子β₁）的抑制，该转化生长因子β₁可被浆细胞克隆激活。血管内皮生长因子（VEGF）在 POEMS 综合征患者的浆细胞（克隆和多克隆）中大量存在。一些假说认为 POEMS 综合征的临床表现与 VEGF 诱导的内皮功能障碍、血管壁肥大和随之而来的组织水肿有关。血管内皮生长因子与疾病活动性相关，但似乎不是介导疾病病理生理的主要细胞因子。

POEMS 患者常表现为慢性进行性病程。周围神经病变为长度依赖性脱髓鞘病变，类似于慢性炎症性脱髓鞘多神经病变，常被误诊。与 CIDP 患者相比，POEMS 综合征患者轴索变性更为突出，且常见于下肢。POEMS 综合征中的神经病变开始于感觉症状（感觉异常或感觉过度），随着时间的推移演变为显著的运动症状，即手和脚的远端严重无力（足下垂）、肌肉萎缩、反射消失和步态障碍。与 CIDP 患者相比，POEMS 综合征患者更易出现神经性疼痛和下肢萎缩，脑神经受累和自主神经异常极为罕见。以 Castleman 病为特征的 POEMS 综合征患者的神经病变往往是感觉性的。鉴于 CIDP 和 POEMS 综合征患者的神经病变具有相似性，所有疑似 CIDP 的患者都应进行 POEMS 综合征评估，以确保在临床进一步恶化之前得到准确的诊断和适当的治疗。同样，对于疑似 CIDP 的患者，如果采用经典的 CIDP 治疗（血浆置换、静脉注射免疫球蛋白）没有改善，则应考虑 POEMS 综合征。

多系统损害表现多样，包括硬化性骨病、内分泌异常（性腺功能低下最常见：睾酮水平下降、男性乳房发育、女性月经紊乱）、糖代谢异常、甲状腺功能异常、肾上腺和甲状旁腺功能减退、皮肤改变（着色过深、血管瘤、毛发过多、手足发绀、雷诺现象）、白甲、血管外容量增加（胸腔积液、腹水）、视乳头水肿。

诊断标准详见表 29-1。

表 29-1　POEMS 诊断标准（诊断需要满足两个必备条件、1 个主要条件和 1 个次要条件）

必备条件
脱髓鞘性多发性周围神经病
单克隆浆细胞瘤

主要条件
硬化性骨损害
VEGF 升高（血浆水平＞200pg/mL）
Castleman 病

次要条件
血管外容量增加（外周性水肿、胸腔积液、腹腔积液）
器官肿大（肝脾肿大、淋巴结肿大）
内分泌改变（性腺功能减退、肾上腺、甲状旁腺、垂体功能异常。单独的甲状腺功能异常和糖尿病不能作为 POEMS 的诊断条件）
皮肤改变
视乳头水肿
红细胞增多和血小板增多

POEMS 综合征的治疗根本目的是要消灭浆细胞克隆。由于这种疾病的低患病率导致前瞻性研究匮乏，治疗方法大多基于回顾性研究，使用通常用于骨髓瘤治疗的抗浆细胞药物。治疗方法取决于是否存在骨髓浆细胞浸润和影像学检查到骨病变的数量。对于有 1～3 个骨病变且骨髓活检未检测到克隆浆细胞的患者，由于其良好的临床反应和长期无病生存，放疗是首选。马法兰和自体造血细胞移植是有效的方法。硼替佐米、daratumumab 也有应用有效的报道。暂未观察到抗 VEGF 单克隆抗体 bevacizumab 的效果。

七、疾病感悟

对于 CIDP 患者，需注意排查多系统损害，即使对激素等免疫治疗有部分效果，也应注意检查 M 蛋白和 VEGF。

（陈　海）

参考文献

［1］ Dispenzieri A. POEMS syndrome: 2021 Update on diagnosis, risk-stratification, and management [J].

Am J Hematol, 2021, 96 (7): 872-888.

［2］ Khouri J, Nakashima M, Wong S. Update on the diagnosis and treatment of POEMS (polyneuropathy, organomegaly, endocrinopathy, monoclonal gammopathy, and skin changes) syndrome: A Review [J]. JAMA Oncol, 2021, 7 (9): 1383-1391.

病例30 甲硝唑中毒性周围神经病

甲硝唑是一种 5-硝基咪唑抗生素，被广泛用于治疗厌氧菌和寄生虫感染，其有效性和安全性较高。但在极少情况下会出现神经系统副作用，中枢及周围神经均可受累，一般为多发性神经病，而甲硝唑诱发的脑病，更为罕见，往往导致延迟诊断或误诊，遗留严重的后遗症。

一、病史

患者，男，67 岁。

【**主诉**】进行性四肢麻木伴头昏、行走不稳、言语不清 1 年余。

【**现病史**】患者于 1 年余前（2018 年 1 月）无明显诱因出现双足及双手第 2～4 指发木，自觉皮肤发厚，伴头昏、头重脚轻感，行走不稳、言语不清，无视物旋转。于当地住院应用丙种球蛋白静脉注射 5d，用药第 3 天上述症状减轻，第 5 天除麻木症状外，余症状完全缓解；但 1 周后出现双足麻木，并逐渐发展至踝以上 20cm，双手麻木未见进展。患者分别于 2018 年 7 月、2019 年 4 月、2019 年 6 月，无明显诱因反复 3 次出现头晕、行走不稳并言语不清，均在静脉输注小牛血清 4～7d 后完全缓解，但麻木症状持续缓慢向近端发展。2019 年 6 月再次出现头重脚轻感、言语不清症状，行走不稳较前加重、不能独立行走，并出现双手持筷无力，遂就诊于我院。

【**既往史**】否认高血压、糖尿病史，否认毒物接触史。

【**家族史**】否认家族中类似病史。

二、体格检查

体温 36.3℃ ，脉搏 75 次 /min，呼吸 17 次 /min，血压 135/70mmHg。两肺呼吸音清，未闻及干湿啰音。心率 75 次 /min，律齐，未闻及病理性杂音。腹部平软，肝脾肋下未触及。

【**神经系统查体**】神清，构音障碍，吟诗样语言，双眼向右注视时可见水平粗大眼震，余颅神经正常。四肢肌力 5 级，四肢肌张力正常，双上肢腱反射正常，双下肢腱反射（+++），右侧踝关节音叉震动觉减退，双下肢膝关节以下、双手腕关节以下针刺觉减退。双侧指鼻、跟膝胫试验不稳准。掌颏反射（＋），余病理征未引出。Romberg征（＋）。脑膜刺激征阴性。搀扶下可行走，步基宽，醉酒步态。

三、入院后辅助检查

【血液学检查】乳酸脱氢酶 373U/L，血氨、电解质全项、胃液隐血、心肌酶全项、凝血四项+血浆 D-二聚体、甲状腺功能全项、动态红细胞沉降率、HIV P24 抗原/抗体、HCV 抗体、TP 特异性抗体、HBV 五项、血常规五分类、维生素 B_{12}、叶酸均未见异常。血清骨胶素 CYFRA2 1～14.35ng/mL 0.01～7ng/mL，甲胎蛋白测定 8.25ng/mL 0.01～7ng/mL，略高于正常，其余肿瘤相关抗体未见明显异常。免疫相关抗体方面：抗核抗体核颗粒型 1：100，抗 Ro-52 抗体阳性（++），抗心磷脂抗体 IgA/G/M168.00 ↑ RU/mL，抗蛋白酶 3 抗体+抗髓过氧化物酶抗体、免疫固定电泳、风湿三项+免疫五项、轻链 κ+轻链 λ 定量、尿 24h 轻链 κ+轻链 λ、GM-1 相关抗体、自免脑相关抗体检测均未见异常。毒物检测结果阴性。糖化血红蛋白为 6.2%，糖耐量试验呈阳性。

腰椎穿刺检查示脑脊液蛋白 56mg/dL，余 24h CSF IgG 鞘内合成率正常，脑脊液 IgG 寡克隆区带阴性。TORCH10 项、布氏虎红试验+莱姆病抗体检测、脑脊液墨汁染色找隐球菌+新型隐球菌夹膜抗原测定、脑脊液涂片找菌均阴性。

院外肌电图检查示周围神经损害，腰骶神经根、部分颈神经根损害：所检肌肉可见双胫前肌、右第一股间肌、左拇短展肌轻收缩时限增宽电压增高；左腓肠肌内侧头、双股四头肌、左指总伸肌、右桡侧腕屈肌、右半腱肌轻收缩电压增高。L_5～S_1 左椎旁肌、L_3～L_4 右椎旁肌收缩电压增高。运动神经传导显示双正中神经、右胫神经潜伏期延长。感觉神经传导显示双腓浅神经、右足底内侧神经波幅低。右尺神经、右胫神经 F 波正常。

入院后复查 NCS（神经传导检查）：所检右侧神经周围神经性损害（感觉纤维受累为主。波幅下降 90% 以上，神经传导速度下降 25% 左右，提示轴索损伤为主）。

上腹平扫加增强 CT、胸部 CT、肝胆胰脾肾超声检查、TCCD、颈动脉超声检查、肺功能、骨密度、心电图未见明显异常。

颅脑平扫+DWI：双侧小脑齿状核、桥脑、中脑下丘和中脑被盖对称性异常信号（图 30-1）。

四、进一步追问病史

仔细追问病史，患者因龋齿间断服用甲硝唑 2 年，每次 0.2g，每日 3 次，服 3 周停 1 周。

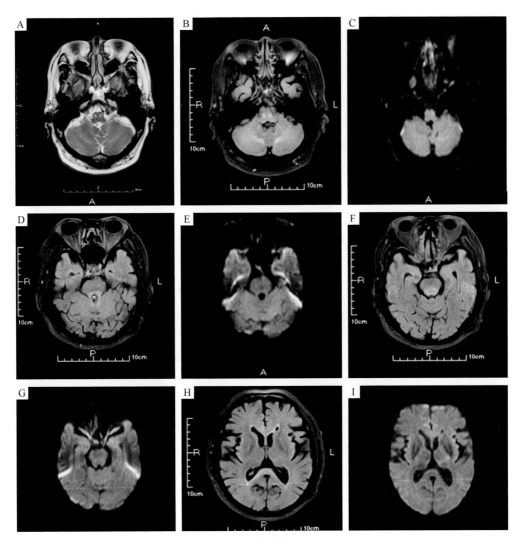

图 30-1 颅脑 MRI

双侧小脑齿状核及桥脑对称性 T2WI 稍高信号（A）、同时液体衰减反转恢复（FLAIR）稍高信号（B）、DWI 未见高信号（C）；中脑下丘双侧对称性 FLAIR 稍高信号（D）、DWI 未见高信号（E）；中脑被盖双侧对称性 FLAIR 稍高信号（F）、DWI 未见高信号（G）；胼胝体压部对称性 FLAIR 稍高信号（H）、DWI 未见高信号（I）

五、病例特点及确定诊断

本患者老年男性，慢性进行性四肢麻木无力伴头晕、行走不稳、言语不清；主要阳性体征为四肢远端长手套袜套样痛觉减退、深感觉障碍，四肢肌力和肌张力正常，腱反射不减低，步基宽、醉酒步态，吟诗样语言，双侧指鼻不稳准、跟膝胫试验笨拙；结合肌电图提示感觉神经轴索受累为主。定位诊断周围神经病，符合长度依赖性感觉神经受累模式；此外患者下肢腱反射活跃，不除外脊髓或脑部的锥体束受累；头晕、小脑性语言和共济失调结合头 MRI 双侧齿状核及桥脑对称性 FLAIR 像高信号，定位于前庭小脑系统。患者周围神经病变呈长度依赖性的多发性神经病，头颅 MRI 对称性损害提示代谢或中毒性疾病，病情呈波动性，每次发作输液症状明显改善或恢复高度提示可能与代谢和中毒相关。追问患者得知其长期大量服用甲硝唑的病史，最终诊断为甲硝唑脑病伴周围神经损害。停用甲硝唑并给予维生素 B_1、甲钴胺营养神经、糖尿病饮食等对症支持治疗 14d 后症状明显好转，头晕减轻 10%、不需家属搀扶可缓慢行走，麻木症状未见明显好转。出院 2 个月电话随访病情继续好转，行走不稳及头晕症状完全消失，四肢麻木症状继续缓慢改善。

六、疾病综述

甲硝唑的不良反应发生率达 6.3%，无明显男女差异，国内以静脉滴注给药发生不良反应居多（发生率为 55.0%），国外以口服给药不良反应居多（80.0%）。除了全身损害（主要包括药疹、过敏性休克、荨麻疹等变态反应）外，神经系统损害最为常见，且中枢及周围神经均可受累。累及周围神经时主要表现为长度依赖性的感觉障碍，如手套袜套型的感觉减退，累及中枢神经系统表现不一，最严重者表现为甲硝唑脑病（metronidazole-induced encephalopathy，MIE）。MIE 急性或亚急性起病，表现为眩晕、恶心、呕吐、步态不稳、构音障碍、癫痫发作、精神异常、意识模糊、脑病、易激惹、乏力、失眠、头痛及震颤改变等，以小脑功能障碍为主。如果能及时确诊，早期治疗，则预后良好，但由于对本病缺乏认识，误诊漏诊，患者可遗留严重后遗症，如认知功能障碍和记忆力减退。甲硝唑引起的不良反应 66.7% 发生在用药 10d 后[4]，但 MIE 有迟发性，可在用药后数月甚至数年才出现，不容易发现和判断。甲硝唑脑病小脑功能障碍者日均剂量为 1480mg。

甲硝唑为硝基咪唑类抗厌氧菌药物，可抑制细菌脱氧核糖核酸的合成，最终致细菌死亡。甲硝唑导致 MIE 的机制与其药物代谢动力学的两个特点有关：口服给药后可达到较高的血清药物浓度，以及组织穿透力极强，主要经肝脏代谢并由尿液排出；易穿透血-脑脊液屏障，在中枢神经系统中达到高浓度，脑脊液中的药物浓度可达血药浓度的 45%。几种 MIE 发病机制包括：由于中毒性损伤导致含水量增加、轴突肿胀；血管痉挛伴轻度可逆性局部缺血；γ-氨基丁酸受体在小脑和前庭系统中的调节作用受累；RNA 结合抑制蛋白质合成导致轴突变性。

MIE 具有特征性影像学表现：颅脑 MRI T2WI 和 DWI 对称性高信号，以小脑齿状核周围最为特征，其余病灶的分布按频率排列为：下丘、中脑、胼胝体压部、脑桥背侧、髓质、脑白质、基底神经节，通常都是双侧对称的。受累部位 DWI 呈等信号度或高信号，无病理增强。文献报道颅脑 MRI 恢复最短时间为 7d，最长为 4 个月。从 MRI 的快速可逆性和临床过程判断，急性毒性损伤相关的改变的原因很可能是"轴突肿胀伴水含量增加"，而不是脱髓鞘。

中枢和周围神经系统同时受累，须与其他具有共济失调和周围神经病表现的疾病进行鉴别诊断，小脑脑干受累主要需排除脱髓鞘、代谢性和其他中毒性脑病在内的病变，如韦尼克脑病、甲基溴中毒、枫糖浆尿病和肠病毒脑脊髓炎。周围神经受累突出的患者，则需要与亚急性联合变性、脊髓小脑变性、CIAP、CIDP 等鉴别。

停药后，大部分患者的症状可在 1～3d 得到改善，治愈时间中位数为 6 周。主要的治疗方法是停用甲硝唑和给予支持措施，但是 MIE 没有具体的治疗方法。没有证据表明类固醇治疗对 MIE 有效。

七、疾病感悟

MIE 临床罕见，起病隐匿，其诊断要点为甲硝唑长期大量服药史，中枢和周围神经系统同时受累。本例病例存在特征性的、与静脉输液明显相关的症状波动变化，提示血药浓度与症状的明显相关性，对于临床医师鉴别甲硝唑中毒，甚至其他慢性中毒性神经系统疾病有借鉴意义。

（徐　敏）

参考文献

[1] Farmakiotis D, Zeluff B. IMAGES IN CLINICAL MEDICINE. Metronidazole-associated encephalopathy [J]. N Engl J Med, 2016, 374 (15): 1465.

[2] Kuriyama A, Jackson JL, Doi A, et al. Metronidazole-induced central nervous system toxicity: a systematic review [J]. Clin Neuropharmacol, 2011, 34 (6): 241-247.

[3] Srensen CG, Karlsson WK, Amin FM, et al Metronidazole-induced encephalopathy: a systematic review [J]. J Neurol, 2020, 267 (1): 1-13.

[4] Sun YK, Overby PJ, Mehta H. Case 271: Metronidazole-induced encephalopathy [J]. Radiology, 2019, 293 (2): 473-479.

病例31　无明显肌肉萎缩的腓骨肌萎缩症

对于一些中老年腓骨肌萎缩症患者，容易误诊为 CIDP，尤其是无家族史时，神经科医生应该提高对此病的认识，避免过度治疗。

一、病史

患者，女性，55 岁。

【**主诉**】双下肢无力20年。

【**现病史**】患者20年前发现蹲下站起需扶物体（自幼跑步不如同龄人），上下楼梯可，平路行走尚可，未在意治疗；17年前取高处物体时发现双侧踮脚无力，双下肢无力呈缓慢进展加重，现上下楼梯需辅助楼梯扶手，完全不能踮脚，不能跑，脚趾走路时麻木发胀，平地行走尚可，上肢活动正常，不影响日常活动，双手肌肉有萎缩，病程中无肢体麻木、疼痛，无肉跳、抽筋，无晨轻暮重，无二便障碍，无束带感。

【**既往史**】体健。

【**个人生活史**】原籍出生，无外地久居史，无血吸虫病接触史，无地方病或传染病流行区居住史，无毒物、粉尘及放射性物质接触史，生活较规律，无吸烟史、饮酒史，已婚配偶及子女体健，无冶游史。

【**家族史**】母亲有类似病史，70岁因脑干出血去世，1姐姐体健，2个妹妹均有类似双下肢无力症状。父亲健在，否认近亲结婚。

二、体格检查

内科查体无明显异常。神清语利，高级皮质功能粗测正常。颅神经查体未见异常。双上肢近端肌力5级，远端4级，双下肢近端肌力4级，远端0级；双侧第一骨间肌、小鱼际肌可疑萎缩，双小腿未见肌萎缩（图31-1）；双小腿中部以下针刺觉减退，深感觉减退，Romberg征阳性，双侧腱反射消失，双侧病理征、脑膜刺激征阴性，共济运动正常。未见高弓足、锤状指。

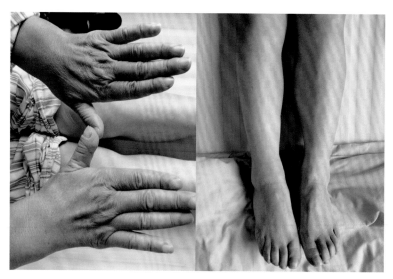

图31-1　双侧第一骨间肌可疑萎缩，双小腿未见肌肉萎缩

三、入院后辅助检查

【血液学检查】血常规、生化全项、风湿系列、传染病系列、肿瘤、副肿瘤、代谢、免疫相关化验未见明显异常。轻链κ和λ正常，免疫固定电泳未见 M 蛋白，糖化血红蛋白、叶酸、维生素 B_{12} 正常。

【脑脊液检查】腰椎穿刺：颅压 $120mmH_2O$，脑脊液细胞总数 $0×10^6/L$，脑脊液蛋白、糖、氯化物均正常，脑脊液免疫球蛋白 A、M、G 均正常。

【抗体谱】抗 GM1 抗体谱、自免脑抗体谱未见明显异常。抗 MAG 抗体阴性，结旁抗体阴性。

【影像学检查】双小腿肌肉 MRI：双小腿诸肌群脂肪浸润；抑脂序列示双小腿前组、外组肌群及双侧趾长屈肌、踇长屈肌、胫骨后肌、比目鱼肌异常信号。

【肌电图检查】提示多发性周围神经损害，运动和感觉受累，轴索+髓鞘损害。

【腓肠神经病理（图31-2）】有髓纤维密度重度减少，雪旺细胞增生，有大量洋葱球样结构，未见炎细胞浸润。

【皮肤神经病理（图31-3）】大腿、小腿纤维密度降低，神经纤维呈串珠样。

四、进一步检查及结果

考虑患者有类似家族史，而且神经病理发现均匀一致的洋葱球样结构，因此给患者检查*PMP22*基因检测提示*PMP22*全基因重复，从而明确诊断为腓骨肌萎缩症。

五、病例特点及确定诊断

本例患者临床表现及电生理检查提示感觉-运动受累的多发性神经病，轴索和髓鞘

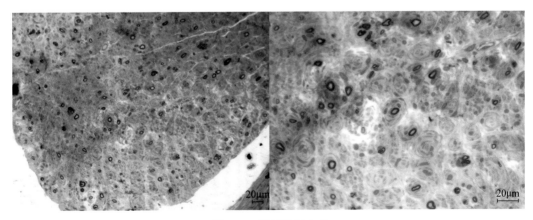

图31-2 腓肠神经病理

半薄切片甲苯胺蓝染色（200 倍和 400 倍）：有髓纤维密度重度减少，雪旺细胞增生，有大量洋葱球样结构

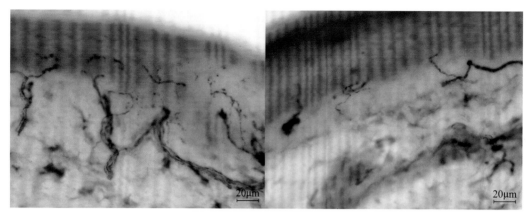

图31-3　皮肤神经病理检

大腿、小腿纤维密度降低，神经纤维呈串珠样

均受损，隐袭起病，逐渐进展，无缓解，但患者并无明显的肌肉萎缩和高弓足，在排除了其他获得性炎性脱髓鞘性周围神经病后，经基因检测确诊为腓骨肌萎缩症。需与 CIDP 和 POEMS 综合征相鉴别。

反复追问家族史，其外祖母、母亲、舅舅及两个妹妹有类似症状，其中一个妹妹有足部畸形（图31-4）。

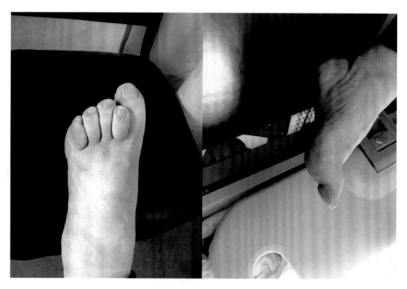

图31-4　患者妹妹足部畸形

六、疾病综述

1886 年 Charcot 和 Marie 在巴黎、Tooth 在英国分别报道了"腓骨肌萎缩症"（Charcot-Marie-Tooth disease，CMT），因此后来以三者的名字命名此病，CMT 的患病

率是 1∶2500，是最常见的遗传性周围神经病，目前发现的致病基因有 100 余种，临床表现多样，电生理特点从脱髓鞘到轴索损害均可以出现。由于 CMT 和 CIDP 具有相似的临床和电生理特征，CMT 患者有时会被误诊为 CIDP 而给予不必要的治疗。

在分子时代之前，CMT 根据临床和电生理学分类使用至少三个不同的标准：①根据严重程度和发病年龄；②它们是主要脱髓鞘还是轴索受损；③它们是否同时影响运动和感觉，或者几乎只影响两种纤维类型中的一种。脱髓鞘型或轴索型 CMT 的分类是基于神经传导检测的结果。脱髓鞘型（CMT1 和 CMT4）的特点是上肢运动神经传导速度（MNCV）低于 38m/s。相比之下，轴索型（非脱髓鞘）CMT2 或 CMT3 在 45m/s 以上。第三类，主要的中间型 CMT（DI-CMT）必须被引入，因为有一组 CMT 类型在临床上与 CMT1 或 CMT2 无法区分，这类患者上肢运动 NCV 为 38～45m/s，因此不能确定为脱髓鞘或轴索型。MNCV 的中间减速也是最常见的 X- 连锁 CMT 类型 CMT1X 的特征。在具有中间型 CMT 的同一家族中不同个体之间可以发现 MNCV 的变异性。除了影响运动和感觉功能的 CMT 外，还有其他类别包括纯运动周围神经病，称为远端遗传运动神经病（dHMN），以及纯感觉（HSN）或感觉和自主（HSAN）神经病。目前也增加了分子 - 基因背景的分类，但变异性很大。

CMT 通常出现在儿童或青少年时期，但从婴儿期到成年后期都可以发病，发病年龄跨度很广。在大多数 CMT 类型中，进展非常缓慢，在整个生命周期中逐渐积累残疾，而不会危及生命。受影响的患者通常有远端肌肉无力和萎缩、踝关节背屈无力、腱反射减弱或消失和高足弓，也称为足弓畸形。轻度到中度的远端感觉缺失，常常是对称的，呈所谓的套样分布，通常伴随肌无力。在大多数情况下，无疼痛症状，但有一些 CMT 患者可以出现疼痛症状，尤其足踝部。在某些 CMT 类型中可能出现其他临床表现，如听力丧失、视神经病变或中枢神经系统功能障碍。

CMT1 是最常见的显性遗传性脱髓鞘 CMT 类型，而 CMT2 描述了一大批显性遗传性的严重程度不同的轴索型神经病。即使在相同的 CMT1 或 CMT2 类型中，表型的变异性也很常见，从儿童早期到成年晚期发病，进展速度不同。患者通常在 5～25 岁出现症状，而只有低于 5% 的患者会依赖轮椅，寿命也不会显著缩短。所有这些临床特征都与新治疗方法特别相关，因为治疗结果受到自然史和每种基因定义的 CMT 类型的严重程度的不均匀程度的影响。在此背景下，疾病修饰基因已成为热点，特别是在 CMT1A 患者中。

当患者年龄小于 40 岁，临床出现周围神经病家族史、肢体无力为第一个临床症状、听力损害、对治疗无反应、臂丛神经影像正常、脑脊液指标正常这些中的一项，需考虑进行 CMT 基因检测。

CMT 的治疗主要是支持和对症治疗，然而，根据最近对不同疾病类型的潜在分子遗传原因的发现，新的治疗方法已经开始出现，目前处于不同的发展阶段，包括临床前和临床阶段。针对 CMT 神经病变的新兴疗法可分为疾病特异性疗法（针对神经病变的原因）和非疾病特异性疗法（针对下游最终共同途径，主要是轴突变性机制）。CMT1A 是最常见的 CMT 类型，呈常染色体显性遗传，绝大部分 CMT1A 由染色体 17p11.2 上周围髓鞘蛋白 22（peripheral myelin protein 22，*PMP22*）基因重复突变所致。CMT1A 的发病与 *PMP22* 基因重复突变导致 PMP22 蛋白过表达和聚集增加密切相关，近年来针对 CMT1A 治疗的研究多集中在下调 PMP22 蛋白的表达上。PXT3003 是由低剂量的巴氯芬、山梨醇和纳曲酮组成的复方制剂，临床前研究表明该药可下调 PMP22 转基因大鼠 PMP22 蛋白表达并改善髓鞘形成。PXT3003 已完成法国多中心 Ⅱ 期和欧美多中心 Ⅲ 期临床研究，结果表明高剂量组与安慰剂组相比能够改善 CMT1A 患者的部分疗效重点指标，且安全性较好，国内正在做 Ⅲ 期临床试验，结果值得期待。

七、疾病感悟

当临床遇到 40 岁以下发病的四肢对称性周围神经病时，需注意仔细询问家族史，是否有类似症状的成员，尤其是按 CIDP 治疗后效果不佳时，要考虑基因检查，排除遗传性疾病。

（陈　海）

参考文献

［1］ Fridman V, Saporta MA. Mechanisms and treatments in demyelinating CMT [J]. Neurotherapeutics, 2021, 18 (4): 2236-2268.

［2］ Hauw F, Fargeot G, Adams D, et al. Charcot-Marie-Tooth disease misdiagnosed as chronic inflammatory demyelinating polyradiculoneuropathy: An international multicentric retrospective study [J]. Eur J Neurol, 2021, 28 (9): 2846-2854.

［3］ Stavrou M, Sargiannidou I, Georgiou E, et al. Emerging therapies for Charcot-Marie-Tooth inherited neuropathies [J]. Int J Mol Sci, 2021, 03: 22 (11).

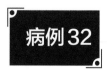 **以臂丛神经损害为首发症状的遗传性压力易感性周围神经病**

一、病史

患者，男性，46 岁。

【**主诉**】左侧肩部不适感伴左上肢无力 2 个月余。

【**现病史**】患者入院前 2 个月余吹空调后出现左侧肩部不适，表现为肩部肿胀感，无明显麻木、无力；发病 3d 后出现左上肢无力，表现为开车时转方向盘费力；发病第 4 天左上肢无力加重，左臂上举、外展、旋前不能，持物、写字尚可，同时出现左肩部、左上臂外侧和左手拇指轻微麻木感。当地医院肌电图检查提示左上肢臂丛上干损害，四肢周围神经损害（感觉重于运动），髓鞘和轴索损伤。临床诊断为"臂丛神经炎"，予以营养神经、改善循环等对症治疗，左上肢无力症状逐渐好转，左臂旋前恢复，左手可搭至右侧肩部，麻木症状好转。患者自发病以来，精神、睡眠、饮食可，大小便正常，体重无明显变化。

【**既往史**】患者 10 余年前高处坠落伤致颅脑创伤，未遗留后遗症。

【**个人生活史**】吸烟 20 余年、10 支/d，饮酒 20 余年，150 克/d。

【**家族史**】父母身体健康，非近亲婚配，患者之子、患者姐姐及其子曾有肢体无力后逐渐缓解现象，家系图见图 32-1。

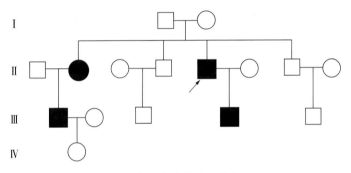

图 32-1　先证者（箭头）的家系图

二、体格检查

体温 36.3℃，脉搏 72 次/min，呼吸 20 次/min，血压 110/70mmHg，内科系统查体未见明显异常。

【**神经系统查体**】神清语利，高级皮层功能正常，颅神经检查未见异常。左上肢外展、旋前不能，左上肢近端肌力 2 级、远端 5 级，右上肢和双下肢肌力 5 级。四肢肌张力正常，左上臂肌萎缩，余肢体肌容积正常。双侧指鼻、轮替、跟膝胫试验稳准。深浅感觉正常。四肢腱反射减低，病理征阴性，脑膜刺激征阴性。双足无畸形，步态正常。

三、辅助检查

【血液学检查】血常规，生化，凝血功能，甲状腺功能，血清红细胞沉降率、维生素 B_{12}（VB_{12}），类风湿因子，抗溶血性链球菌素 O，C-反应蛋白，IgA、IgG、IgM 和补体 C_3、C_4，乙型肝炎病毒、梅毒螺旋体、人类免疫缺陷病毒，肿瘤标志物，抗核抗体谱，抗中性粒细胞胞质抗体谱，副肿瘤相关抗体，莱姆病抗体，布鲁菌病抗体，抗神经节苷脂 GM1 抗体未见异常。

【腰椎穿刺】脑脊液外观清亮、透明，压力 170mm H_2O，蛋白 71mg/L（正常参考值为 15～45mg/L）、寡克隆区带和特异性寡克隆区带呈弱阳性，脑脊液涂片（新型隐球菌、抗酸染色、革兰氏染色）、TORCH 10 项、副肿瘤相关抗体、莱姆病抗体、布鲁菌病抗体、抗神经节苷脂 GM1 抗体未见异常。

【心电图、胸部 CT】未见异常。

【头部 MRI】未见明确病灶，鼻旁窦炎。

【颈椎 MRI】颈椎退行性变，C6～C7 左侧椎间孔狭窄。

【臂丛超声】双侧臂丛神经对称，未见明显异常。

【肌电图】双侧尺神经、正中神经、胫神经运动神经传导速度减慢、潜伏期延长；双侧尺神经、正中神经感觉神经传导未引出肯定波形，双侧胫神经感觉神经传导速度减慢、波幅降低，提示四肢周围神经损害（运动神经和感觉神经髓鞘、轴索均受累）。

四、进一步检查和结果

采用目标区域捕获高通量测序技术检测 *PMP22* 基因，结果显示，PMP22 基因外显子区大片段杂合缺失突变。

五、病例特点及确定诊断

患者中年男性，急性起病，主要表现为左上肢近端无力伴感觉异常，未经特殊治疗，症状于短期内逐渐缓解，家族中多人曾有类似临床表现。主要阳性体征：左上肢外展、旋前不能，左上肢近端肌力2级，左上臂肌萎缩，四肢腱反射减低。肌电图提示四肢周围神经损害（运动神经和感觉神经均受累），轴索及髓鞘损害。进一步基因检查确诊为遗传性压力易感性周围神经病。

临床诊断为遗传性压力易感性周围神经病。基因结果回报前曾给予改善循环、营养神经等治疗，出院后继续服用 B 族维生素营养神经治疗，出院后 2 个月随访，左上肢肌力基本恢复正常。

六、疾病综述

遗传性压力易感性周围神经病（hereditary neuropathy with liability to pressure palsies，HNPP）是指在易卡压部位神经受到轻微牵拉或压迫后出现受累神经支配区域的复发性、无痛性单神经病或多神经病。最早的家系在 1947 年由 De Jong 报道并命名，由于患者多在跪地刨土豆后反复出现腓总神经麻痹症状，故又称"刨土豆病"。

HNPP 和 CMT 1A 型都是由 *PMP22* 基因突变引起的疾病，HNPP 是大片段缺失，CMT1A 是大片段重复（图 32-2）。HNPP 为常染色体显性遗传，多数患者为染色体 17p11.21~p12 位点存在包含 PMP22 基因的 1.5Mb 的大片段缺失，20% 由 *PMP22* 基因点突变所致。

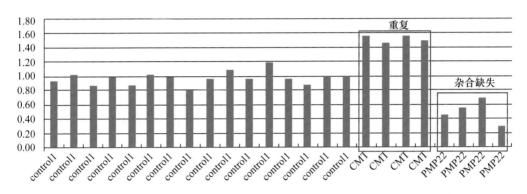

图 32-2 **PMP22 基因测序，HNPP 为大片段缺失，CMT1A 型为大片段重复**

HNPP 主要发病年龄为 20~30 岁，亦有早发病例报道，男女比例大致相同。典型的 HNPP 患者多有阳性家族史，多急性起病，症状于轻微牵拉、压迫后出现，表现为受累神经支配区域的麻木和肌无力，感觉症状几乎均为无痛性，麻痹常发生在易受压的部位，如腓神经易受压部位在腓骨小头，正中神经在腕管，尺神经在尺神经沟，桡神经、臂丛神经也容易受损。急性期查体可见受累神经支配区域的肌力减退和（或）感觉障碍，以及腱反射减退。症状和体征多于数周或数月内自行恢复，少数可遗留部分神经功能缺损。也少有报道以中枢神经系统为表现的 HNPP，主要引起脑白质异常和认知功能障碍。

神经电生理学检查对于 HNPP 十分重要，因为患者神经系统症状较轻微甚至无症状，极易误诊或漏诊。但无论临床是否有神经系统症状与体征，神经电生理学检查均可见弥漫性和广泛性神经传导异常，运动神经和感觉神经均受累，主要为脱髓鞘改变，即运动神经传导速度减慢、潜伏期延长，嵌压部位神经传导阻滞，F 波潜伏期延长甚至消失。

HNPP 的主要病理改变是局灶性增厚的髓鞘之间存在正常髓鞘区域，沿神经纤维纵轴形似"腊肠"，故又称"腊肠样神经病"。但"腊肠"样结构并非 HNPP 的特征性病理改变，如 CMT1B 型、CMT3 型、IgM 副蛋白血症神经病和慢性炎性脱髓鞘性多发性神经根神经病等亦可见"腊肠"样结构。

2000 年，Dubourg 等提出了 HNPP 的诊断标准：①常染色体显性遗传家族史。②发病年龄在 20 岁左右。③在轻微损伤时出现突然的感觉或运动障碍，多不伴疼痛。④神经电生理检查：正中神经的远端潜伏期增加，传导速度减慢；或其中一侧腓总神经的运动传导速度降低等。符合上述条件者可考虑诊断为 HNPP。

目前，遗传性压力易感性周围神经病的治疗主要是营养神经和对症支持治疗，急性期不主张物理康复治疗，神经损害通常于几周内恢复，若出现疼痛，可予抗抑郁药、抗癫痫药和细胞膜稳定剂等。因此，该病患者关键在于预防，避免神经牵拉和局部压迫等诱因，减少神经损害，避免不恰当治疗（如外科手术）等。仅少数反复同一部位复发患者可能遗留神经功能缺损，大部分患者预后良好。

七、疾病感悟

针对由于牵拉或卡压导致的单神经麻痹或臂丛神经麻痹的患者，应详细询问其既往有无类似发作史，以及家族史，若肌电图结果存在广泛的神经传导异常，应考虑HNPP 的可能，需完善 PMP22 基因检测。

（笪宇威　刘　晴）

参考文献

［1］ Barbara W, Anneke J, Karin Y, et al. PMP22 related neuropathies: Charcot-Marie-Tooth disease type 1A and hereditary neuropathy with liability to pressure palsies [J]. Orph J Rare Dis, 2014, 9: 38.

［2］ Benquey T, Fockens E, Kouton L, et al. A new point mutation in the PMP22 gene in a family suffering from atypical HNPP [J]. J Neuromuscul Dis, 2020, 7 (4): 505-510.

［3］ Lefour S, Gallouedec G, Magy L. Comparison of clinical and electrophysiological features of patients with hereditary neuropathy with liability to pressure palsies with or without pain [J]. J Neurol Sci, 2020, 409: 116629.

［4］ Sander S, Ouvrier RA, Mcleod JG, et al. Clinical syndromes associated with to tomacula or myelin swellings in sural nerve biopsies [J]. J Neurol Neurosurg Psychiatry, 2000, 68: 483-488.

［5］ Dubourg O, Mouton P, Brice A, et al. Guidelines for diagnosis of hereditary neuropathy with liability to pressure palsies [J]. Neuromuscul Disord, 2000, 10: 206-208.

病例33 无自主神经受累症状的TTR相关性淀粉样周围神经病

一、病史

患者，男性，73岁。

【主诉】进行性双下肢麻木无力2年，双手麻木5个月。

【现病史】患者于2年前无明显诱因出现双足对称性麻木，逐渐向近端进展，13个月前发展至双膝关节处，伴麻木部位的间断性刺痛，夜间为著。11个月前出现双下肢无力，表现为不能长时间行走，6个月前出现蹲起、上楼费力，需扶扶手，尚可独立行走。5个月前出现双手指尖对称性麻木，4个月前双下肢疼痛加重，呈持续性，伴有皮肤发热、脚踩棉花感。病程中无肌肉萎缩、无肢体震颤、无体位改变时头晕，二便正常，体重无明显变化。

【既往史】食管癌术后、反流性食管炎、带状疱疹感染史、下肢静脉曲张病史。

【家族史】患者舅舅、表哥存在相似临床症状。

二、体格检查

体温36.2℃，脉搏68次/min，呼吸18次/min，血压卧位112/84mmHg，立位105/80mmHg。内科查体未见异常。神经系统查体：神清语利，颅神经检查未见异常。双上肢肌力5级，双下肢屈髋、足背屈肌力5-级，屈趾肌力4级，余肌力5级，无肌肉萎缩。双手指尖、双膝关节以下针刺觉减退，双足底针刺觉过敏，双膝关节以下震动觉减退。双侧指鼻、轮替试验稳准，双下肢跟膝胫试验欠稳准，Romberg征（＋）。双上肢腱反射（＋＋），双下肢腱反射未引出，病理征阴性。

三、辅助检查

【血液学检查】前白蛋白154mg/L（170～420mg/L），球蛋白20.67g/L（25～35mg/L），抗β2-糖蛋白1抗体IgA/G/M 102RU/mL（0～20mg/L），巨细胞病毒IgG 104.4AU/mL（0～6AU/mL），血常规、血糖、OGTT试验、糖化血红蛋白、肝肾功、电解质、血维生素 B_{12}、甲状腺功能五项、抗核抗体谱、免疫固定电泳、游离轻链定量、肿瘤标志物、副肿瘤标志物均未见明显异常。

【脑脊液检查】脑脊液白细胞计数 $6×10^6$/L，寡克隆区带弱阳性，免疫球蛋白A 0.33mg/dL（0～0.2mg/dL），脑脊液生化、涂片、隐球菌、TORCH 10项、神经抗原谱抗体均未见明显异常。

【心电图】窦性心律，心电轴左偏，显著顺钟向转位，Q-T 间期延长，左前分支阻滞，V1-V4 导联 R 波递增不良。

【心动超声】左室壁肥厚（12mm），主动脉瓣反流（轻度），二尖瓣、三尖瓣反流（轻度），左室舒张功能减低。

【肌电图检查】四肢周围神经性损害（感觉、运动纤维均受累，轴索损害为著）；针极肌电图提示神经源性损害；四肢 SSR 异常。

【腓肠神经活检（左侧）】有髓神经纤维密度重度减少，大中小纤维比例失调，小纤维丢失更明显，各神经束间分布均匀；神经束膜下及神经内膜血管周围可见多个片状、非细胞、无定形物质，刚果红染色（＋），免疫组织化学染色 TTR（＋）、Kappa（＋）、Lambda（＋）（图 33-1）。

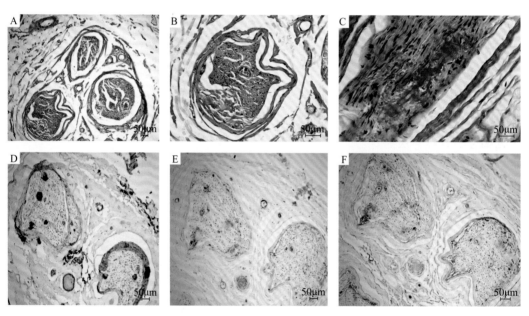

图 33-1　左腓肠神经活检

A～C：刚果红染色；D～F：TTR、Kappa、Lambda 免疫组织化学染色

四、进一步检查和结果

全外显子组基因测序结果显示 *TTR* 基因杂合突变，突变位点 c. 161G＞C（p.R54T）。HGMDpro 数据库已报道该突变类型为致病变异。

五、病例特点及确定诊断

本例老年男性，隐匿起病，缓慢进展，病程 2 年余。患者以双下肢远端对称性麻木起病，向近端发展，累及上肢，同时逐渐出现双下肢无力及深感觉障碍；家族中多人有类似临床表现。主要阳性体征：四肢末端针刺觉异常，下肢肌力4~5-级，Romberg征（＋）。肌电图提示四肢周围神经损害以轴索为著；心脏超声提示左心室肥厚；腓肠神经活检可见刚果红染色阳性物质。患者临床表现符合感觉运动轴索性周围神经病特点，病理突出的改变为淀粉样物质沉积，最后经基因检测确诊为TTR-FAP。确诊后患者口服氯苯唑酸治疗，服药期间症状无明显进展。

六、疾病综述

转甲状腺素蛋白相关家族性淀粉样多发性神经病（transthyretin familial amyloid polyneuropathy，TTR-FAP）是一种成年起病的进行性恶化的常染色体显性遗传病。转甲状腺素蛋白（transthyretin，TTR）是位于18q12.1的*TTR*基因编码的视黄醇结合蛋白-维生素A复合物和甲状腺素的转运蛋白，在体内由肝脏、脉络丛及视网膜合成，该基因突变导致转甲状腺素蛋白四聚体不稳定解离成单体，而后异常折叠形成淀粉样纤维沉积于神经、心脏、眼部、肾脏等部位，造成多系统损害。目前已有29个国家报道了至少130种*TTR*基因致病性突变，其中Val30Met是最常见的突变类型。根据发病年龄，TTR-FAP被分为早发型（＜50岁）和晚发型（＞50岁）。

不同突变类型的TTR-FAP患者的临床和遗传特征差异较大。早发型Val30Met多见于葡萄牙、日本等疾病流行地区，家族史阳性率较高，患者通常以双下肢远端浅感觉异常起病，逐渐向近端进展，累及四肢，病变早期自主神经损害症状突出，如胃肠道症状（腹泻、便秘或腹泻/便秘交替）、性功能障碍、体位性低血压、排尿困难等；后期逐渐累及有髓纤维，出现深感觉障碍、运动功能受损，严重者需依赖轮椅或长期卧床。晚发型Val30Met和其他突变类型患者起病方式并不典型，首发症状可表现为感觉或感觉运动障碍，部分患者上下肢症状同时出现，或以上肢症状起病，类似腕管综合征表现；患者病情进展较快，早期即可出现行走困难，而自主神经症状相对较轻，仅少部分患者有家族史。根据功能状态和残疾程度可对TTR-FAP患者进行临床严重程度分期和分级（表33-1）。

表33-1　TTR-FAP临床严重程度分期和分级

TTR-FAP临床分期		改良多发性神经病残疾评分	
0期	无症状	0级	无症状
1期	可独立行走，症状局限于下肢	1级	四肢感觉障碍，行走正常
		2级	行走能力受损，但不需要帮助
2期	行走需要帮助，症状累及四肢	3a级	行走时需1根拐杖
		3b级	行走时需2根拐杖
3期	坐轮椅或卧床	4级	坐轮椅或卧床

除周围神经系统外，50%～80%的 TTR-FAP 患者同时合并心脏淀粉样变性，主要表现为心室壁增厚、进行性心衰和心律失常。患者早期可无明显心脏受累，随疾病进展可出现心功能不全症状。少数累及中枢神经系统，导致脑梗死、脑出血、蛛网膜下腔出血和（或）脑积水、癫痫等。部分患者亦可出现青光眼、视力下降、蛋白尿等眼部、肾脏损害。

TTR-FAP 在临床上常与慢性炎性脱髓鞘性多发性神经根神经病、慢性特发性轴索性神经病混淆，活检组织中淀粉样物质的沉积和 TTR 基因致病性突变的检出对疾病的诊断和鉴别诊断具有重要价值。皮肤、腹部脂肪、腓肠神经是最常见的活检部位，淀粉样物质的沉积可通过刚果红染色证实，免疫组织化学染色可进一步明确淀粉样前体蛋白的存在。但由于淀粉样纤维在体内分布的随机性，阴性的活检结果并不能排除本病，所有临床可疑的患者均应进行基因筛查，推荐直接运用 Sanger 法进行 TTR 基因外显子及其侧翼序列测序。若基因检测未发现致病性突变，则可排除遗传性转甲状腺素蛋白相关性周围神经病。

患者确诊后，应及时评估多系统损害的程度，及时进行止痛、纠正体位性低血压及消化道功能紊乱、减轻心功能不全症状等对症治疗。肝脏移植是 TTR-FAP 的经典治疗方案，推荐发病年龄<50 岁、周围神经病分期为 1 期、Val30Met 致病变异的患者早期进行肝脏移植。转甲状腺素蛋白稳定剂（氯苯唑酸、二氟尼柳）和基因沉默药物（Patisiran、Inotersen）能够抑制和减少淀粉样物质的生成，有效延缓疾病症状的恶化。目前在我国只有氯苯唑酸被批准用于治疗成人 1 期的患者，Patisiran、Inotersen 在美国和欧盟已批准用于 1 期和 2 期患者的治疗。转甲状腺素蛋白稳定剂 AD10、二代基因沉默药物 Vutrisiran、AKCEA-TTR-LRx 以及 T24 单抗等也在进一步研究中。

TTR-FAP 预后不佳，患者多数于发病后 6～12 年死于心力衰竭、感染或恶病质，合并心脏淀粉样变性的患者预后更差，预期寿命为 2～5 年。早期使用 TTR 针对性药物治疗可有效延缓疾病进展，延长患者生存时间。

七、疾病感悟

大多数 TTR 相关的淀粉样周围神经病患者自主神经早起受累，临床表现为头晕，站立时明显，直立性低血压；二便受影响，表现为便秘，排尿困难，尿频，尿等待等；男性患者出现阳痿，以上是必须询问的病史。但少数患者就诊时可能并无自主神经受累，只表现为四肢周围神经的轴索损害，应考虑 TTR-PAP 的可能。

（笪宇威 刘昊然）

参考文献

[1] Adams D, Koike H, Slama M, et al. Hereditary transthyretin amyloidosis: a model of medical progress for a fatal disease [J]. Nat Rev Neurol, 2019, 15 (7): 387-404.

[2] Adams D, Ando Y, Beirao JM, et al. Expert consensus recommendations to improve diagnosis of ATTR amyloidosis with polyneuropathy [J]. J Neurol, 2021, 268 (6): 2109-2122.

[3] 北京医学会罕见病分会. 转甲状腺素蛋白淀粉样变性多发性神经病的诊治共识 [J]. 中华神经科杂志, 2021, 54 (8): 772-778.

[4] Sekijima Y. Transthyretin (ATTR) amyloidosis: clinical spectrum, molecular pathogenesis and disease-modifying treatments [J]. J Neurol, Neurosurg Psychiatry, 2015, 86 (9): 1036-1043.

[5] ADAMS D, SLAMA M. Hereditary transthyretin amyloidosis: current treatment [J]. Curr Opin Neurol, 2020, 33 (5): 553-561.

病例34 极具特色的遗传性巨轴索性周围神经病

巨轴索神经病（giant axonal neuropathy，GAN）是一种罕见的神经肌肉遗传病，由编码巨轴索蛋白（gigaxonin protein）的 *GAN* 基因突变造成的，累及中枢神经和周围神经系统的遗传性神经病变。

一、病史

患者，女，11 岁。

【主诉】进行性行走困难 9 年。

【现病史】患儿足月顺产，早期生长发育正常，1 岁半学会走路。3 岁时走路姿势异常，此后逐渐出现走路、跑步速度较同龄儿慢，易摔倒。6 岁后逐渐出现足下垂，脊柱侧弯，同时伴四肢麻木。智力好，学习成绩中上。

【既往史】父母非近亲婚配，家族中无相似疾病患者。

【家族史】否认家族中类似病史。

二、体格检查

体温 36.3℃ ，脉搏 75 次 /min，呼吸 16 次 /min，血压 105/70mmHg。两肺呼吸音清，未闻及干湿啰音。心率 75 次 /min，律齐，未闻及病理性杂音。腹部平软，肝脾肋下未触及。

【神经系统查体】意识清楚，语言流利，智能粗测正常，视力粗测正常，双侧瞳孔等大等圆，直径 3mm，向左右视时均有轻度复视，面部针刺觉对称存在，面纹对称，听力正常，伸舌居中。双上肢肌力 5-级，右手骨间肌萎缩，分并指肌 4 级，双下肢近端肌力 4 级，双足背屈不能，跖屈肌力 3 级。四肢腱反射消失，四肢远端末梢型针刺觉和轻触觉减退，关节位置觉正常，右下肢震动觉消失。双足皮温低，无汗。双手轮替灵活，指鼻稳准，跟膝胫试验稳准，Romberg 征阳性。腹壁反射引不出，双侧 Babinski 征阳性。脑膜刺激征未引出。跨阈步态，弓形足，脊柱侧弯。

三、入院后辅助检查

【血液学检查】血常规、生化全项+同型半胱氨酸、尿常规、风湿三项加免疫五项、动态红细胞沉降率、糖化血红蛋白、维生素 B_{12}、叶酸、凝血四项、D-二聚体、甲状腺功能全项、传染病未见异常。脑脊液常规、生化检查正常，脑脊液新型隐球菌、抗酸染色、革兰氏染色未见异常；免疫球蛋白（IgG、IgM、IgA）正常，脑脊液 TORCH8 项阴性。

【胸片正侧位】未见明确病变。

【电生理检查】广泛神经源性损害：所检肌肉运动单位减少，时限增宽。运动神经传导速度双侧腓神经未引出；左胫神经 21m/s，波幅 0.270μV；右胫神经 31m/s，近端波幅 0.054μV，远端波幅 0.075μV；右正中神经 40m/s，波幅 0.990μV；运动神经远端潜伏期均延长。感觉神经传导速度左尺神经减慢（30m/s），右腓肠神经波幅低（0.5μV）。

儿童韦氏智能测定、血叶酸、维生素 B_{12} 水平正常。患者 SCA 基因检测未见异常。

【头颅 MRI】小脑扁桃体下疝，无明显白质病变。

【脊柱 MRI】下胸段和腰段脊椎右后侧弯畸形。

四、进一步检查和结果

腓肠神经活检：有髓神经纤维密度中度减低，为健康人的 60%～70%，神经束内可见大量巨大直径的神经纤维，直径最大可达 20μm。所被髓鞘层薄，许多巨大轴索呈裸露状态。未见明显轴索变性和脱髓鞘现象，未见再生小纤维簇和"洋葱球"样结构，无炎细胞浸润。电镜下可见轴质中线粒体等细胞器变性并聚集在轴膜下（图 34-1），胞质中大量的神经元纤维呈密集排列，并失去正常的规律排列，未见正常的侧臂结构。腓肠神经病理定量分析提示有髓纤维总密度为 3648 根 /mm²，低于同龄健康人的正常值。有髓纤维直径失去正常的双峰分布规律（健康人在 5、6μm 有 2 个数量高峰），有髓纤维平均直径 6.29mm，平均 G 比值为 0.36（正常值为 0.60），提示髓鞘变薄。

根据活检结果，提示巨轴索病变，在经过鉴别诊断后，考虑特殊的遗传性周围神经

病——巨轴索病，于是取患者外周血，对gigaxonin
基因的全部11个外显子进行 PCR 扩增后测序分析，
显示第11号外显子的杂合突变 G1634A。

五、病例特点及确定诊断

病例特点：少年女性，儿童期隐袭起病，进
行性进展的四肢远端无力和感觉减退，阳性体征
主要是四肢远端无力、肌肉萎缩、肢体远端末梢
型针刺觉和轻触觉减退，四肢腱反射消失，提示
周围神经受累，复视提示可疑外展或动眼神经受
累。结合电生理检查结果，定位诊断为周围神经
病。根据患者儿童期起病，伴有脊柱侧弯和弓形
足，虽然没有家族史，仍需首先考虑遗传性周围
神经病。根据特异性活检结果发现的巨轴索线索，
证实了诊断，并提示了基因检测的方向，最终确
诊为巨轴索神经病。

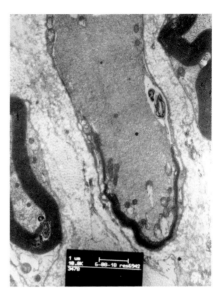

图34-1 腓肠神经电镜标本
可见线粒体、微管等细胞器肿胀变性，分布
在胞膜下区域，有髓纤维和无髓纤维轴质内
神经元纤维密度增加

六、疾病综述

GAN 为常染色体隐性遗传，多数为散发，周围神经和中枢神经均可受累，临床特
点是儿童起病，多数患者在 3 岁之前发病，步态异常，10～20 岁因行动困难需坐轮椅
或卧床，30 岁前死亡。以中枢神经系统症状为主的类型，可有癫痫发作，头颅 MRI 多
显示进行性弥漫性白质病变和小脑萎缩，脑脊液化验检查正常；而周围神经可仅表现
为轻度感觉神经病。轻型患者发病晚，以周围神经病变为主，病程长，进展缓慢，中
枢神经系统症状出现晚且较轻微，可以没有卷发。这例患者为此类型。

该病的发病机制尚未完全明确。gigaxonin基因位于 16q24.1，它编码的巨轴索蛋白
属于 BTB/Kelch 超家族的成员，由氨基端的 BTB 基团和与之相连的 6 个 Kelch 重复亚
基构成，调节中间纤维和微管间的相互作用。神经元纤维（NF）是神经元和轴突中最
主要的中间纤维，正常的 NF 间以及 NF 与微管间有垂直分出的小梁状侧臂相连，与微
丝和微管共同构成细胞骨架。而 GAN 的 NF 缺乏侧臂支撑，排列紊乱而紧密，NF 间
距仅为 12～30μm（正常 24～60μm），磷酸化不足是其可能的原因。

GAN 的确诊需靠病理检查，特征性的病理表现是轴索扩张、纤维成分聚集。光镜
下可见大量扩张的轴索的概率为 1%～5%；轴索直径 20～30μm，可达 50μm，外被薄
层髓鞘或完全裸露，大中小纤维均存在不同程度的轴索脱失。电镜下可见扩张的轴索
内有直径 8～10nm 的 NF、中间纤维聚集，线粒体、微管等细胞器被挤到胞质外围。在

NF 沉积的区域中，可见斑片状分布的没有被膜的不规则致密斑，可能是紧密排列的 NF。中枢神经系统的受累也是因为远端轴索病变所致：小脑、白质、上行和下行的传导束，都可见神经元脱失、巨大轴索、胶质增生和 Rosenthal 纤维形成。纤维成分堆积除了可见于中枢以及周围神经，还可见于其他细胞类型，如果皮肤活体组织检查发现不同类型细胞中有纤维聚集亦可诊断。

以下周围神经病偶可见巨大轴索，需要鉴别：①维生素 B_{12} 缺乏。②丙烯酰胺、甲基 n- 丁酮、苯类、二硫化碳等中毒所致的扩张轴索比 GAN 的小，而且缺乏嗜锇的斑块。③NF 轻链基因变异引起的腓骨肌萎缩症 2E 型，病理改变也可见巨大轴索，但数量较少，临床也无 CNS 受累。④婴儿型神经轴索营养不良，病理特征是中枢神经轴索萎缩和扩张并存，但扩张的轴索中充满退变的膜性细胞器，而非纤维成分；临床上中枢神经系统的症状也远重于周围神经系统。⑤病程较长的 GAN 病理可见 Rosenthal 纤维成堆分布，需要与亚历山大病鉴别。

GAN 目前无法治愈。腺相关病毒9介导的基因替代疗法治疗 GAN 的 Ⅰ 期临床试验正在进行中。

七、疾病感悟

GAN 临床罕见，临床表现缺乏特异性，但神经病理具有相对特异性。当周围神经病患者临床表现没有明确方向时，神经活检非常有必要性。

（徐　敏）

参考文献

［1］ Yang Y, Allen E, Ding J, et al. Human genome & diseases: Review giant axonal neurpathy [J]. Cell Mol Life Sci, 2007, 64 (5): 601-609.

［2］ Bmcknmn K, Pouwels PJ, Dechent P, et al. Cerebral proton magnetic resonance spectmscopy of a patient with giant axonal neuropathy [J]. Brain Dev, 2003, 25: 45-50.

［3］ Shirakaki S, Roshmi RR, Yokota T. Genetic approaches for the treatment of giant axonal neuropathy [J]. J Person Med, 2022, 13 (1).

病例35 青少年型肌萎缩侧索硬化

肌萎缩侧索硬化（amyotrophic lateral sclerosis，AVS）俗称"渐冻症"，是一类进

行性加重的致死性疾病，主要表现为肌肉无力、萎缩，逐渐出现生活不能自理，多因呼吸衰竭而去世，青少年起病的肌萎缩侧索硬化早期常常与其他疾病混淆，延误诊断。

一、病史

患者，女性，16岁。

【主诉】进行性四肢无力萎缩6个月。

【现病史】患者于6个月前擦黑板时无意中发现双上臂抬举无力，但尚能完成擦黑板动作，抓握正常，下肢活动正常。5个月前上臂不能抬举，左侧更重，小臂及手部活动正常，当地医院查肌电图可见"广泛神经源性损害（颈段、腰段，胸段可疑），双侧肌皮神经、腋神经、桡神经运动神经传导波幅降低。RNS未见异常。腰穿脑脊液常规、生化、免疫均正常，予营养神经对症治疗，无效，症状仍进行性加重。后逐渐出现蹲起及上楼困难，左侧明显，独自平地行走不足100m，走路易打软，曾跌倒数次。3个多月前出现咳嗽无力，坐起及弯腰后起身困难。1个月前偶有饮水呛咳，就诊北京某医院行血有机酸筛查提示"乙基丙二酸浓度轻度增高，乳酸、3-羟基异戊酸、草酸、3-羟基丙酸、3羟基戊二酸、3-羟基苯乙酸、2-酮-戊二酸、葵二烯浓度增高"，为明确诊断，门诊以"肢体无力待诊"收住院。病程中无不耐受疲劳及晨轻暮重，伴有全身肉跳和抽筋，无肢体僵硬和强哭强笑，二便正常，睡眠可。

【既往史】桥本甲状腺炎。

【个人史】自幼生长发育正常，体育运动能力较同龄人无明显差别。

【家族史】否认家族史。

二、体格检查

神清语利，高级皮质功能正常。闭目、鼓腮有力，软腭上抬对称，悬雍垂居中，咽反射存在。耸肩有力，右侧转颈力弱。伸舌居中，舌肌萎缩，可见束颤。屈颈力弱，肌力3级，双上肢近端肌力2-级，远端肌力2+至4级；双下肢近端肌力4级，远端肌力5-级，双手骨间肌、左上肢臂肌肉萎缩，右侧翼状肩胛（图35-1）。双上肢肌张力减低，四肢腱反射消失。病理征（-），Hoffmann征、Rossolimo征、掌颌反射（-）。脑膜刺激征（-）。共济运动稳准，闭目难立征（-），足跟行走尚可，足尖行走不能，一字步尚可。深浅感觉正常。

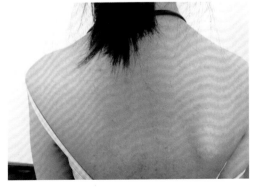

图35-1 右侧翼状肩胛

三、入院后辅助检查

【常规实验室检查结果】血、尿、便常规、血生化、凝血功能、血气分析、乙肝五项+抗体三项基本正常。血 TORCH 六项：巨细胞病毒 IgG 测定 143.80AU/mL，风疹病毒 IgG 测定 49.50U/mL。甲状腺功能全项：抗甲状腺球蛋白抗体 4.80U/mL，抗甲状腺过氧化物酶抗体 637.70U/mL。风湿免疫系列：抗核抗体 ANA 1：100，免疫固定电泳未见 M 蛋白。肿瘤/副肿瘤系列：均未见异常。

毒物及寄生虫（-），有机酸筛查（-）。

【腰椎穿刺】颅压 130mmH$_2$O，脑脊液常规、生化、感染、24 小时鞘内合成+OB 均正常，脑脊液 IgA 0.32mg/dL（0～0.2）mg/dL。

【甲状腺超声】甲状腺弥漫性病变，桥本病可能；甲状腺左叶低回声结节伴钙化。肺功能：限制性通气功能障碍，程度为中度（FVC$_{实/预}$ 43.7%），肺总量正常，残气量升高，换气功能正常。

【电生理检查结果】EMG：患者拒绝针极肌电图检查。NCS：所检双正中神经、尺神经 CMAP 波幅降低（63%～68%），余未见异常（表 35-1）。F 波：左胫神经、尺神经正常。H 反射：左胫神经潜伏期延长（37.66ms）。RNS：低频（右尺、副、面神经）及高频（右尺神经）均未见波幅递增/递减。SSR：正常。

SEP：刺激左正中神经各波波形及潜伏期未见异常；刺激左胫神经，皮层分化欠佳，余各波形及潜伏期未见异常。

表 35-1　双上肢运动神经传导

部位		潜伏期（m/s）	波幅（mV）	速度（m/s）
左正中神经	腕	3.4	6.4↓64%	61
	肘	7.0	5.3↓	
右正中神经	腕	2.6	6.1↓64%	65
	肘	5.9	4.9↓	
左尺神经	腕	2.9	6.6↓65%	60
	肘下	8.1	5.4↓68%	
右尺神经	腕	1.9	7.1↓63%	59
	肘下	4.8	5.9↓65%	

四肢 MEP 未见异常，颅脑 MRI 未见锥体束异常信号

【左侧肱二头肌肌肉活检】肌纤维失去多边形外观，大小不等，可见萎缩的肌纤维呈角形或圆形，小组或大组样分布，NADH 和 SDH 可见较多靶样纤维及少数靶纤维（图 35-2），ATP 酶染色可见萎缩肌纤维累及两型，Ⅰ型占绝对优势，未见群组化现象。

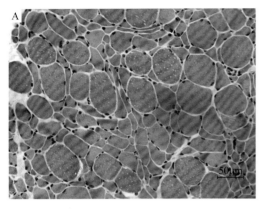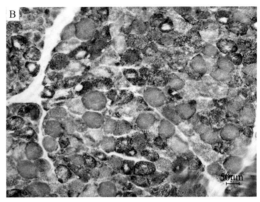

图35-2　左侧肱二头肌活检

肌纤维失去多边形外观，萎缩的肌纤维呈角形或圆形，小组或大组样分布（A），
NADH（B）可见较多靶样纤维及少数靶纤维

四、进一步检查及结果

全外显子检测+SMA-MLPA在肉瘤融合基因（fused in sarcoma，*FUS*）基因发现一处杂合变异：c.1574C＞T（p.P525L），为常见致病突变，故本患者确诊为*FUS*基因突变所致的青少年型运动神经元病。

五、病例特点及确定诊断

患者为青少年女性，亚急性起病，主要表现为快速进展的肢体无力，由单上肢发展为双上肢、双下肢和球部，伴有肉跳和抽筋。查体可见舌肌萎缩和纤颤，四肢远近端力弱，腱反射消失，病理反射阴性，提示仅有下运动神经元受累。入院后除外了感染、免疫、肿瘤和代谢病因，肌肉病理为典型的神经源性损害，考虑变性病可能。进一步基因筛查发现*FUS*基因突变，确诊为青少年起病的运动神经元病。随访情况：基线（在院时）：可行走，辅助下自主进食。ALSFRS-R：34分（球部12，肢体10，呼吸12）；2个月随访：卧床，可自主少量进食；3个月随访：卧床，吃饭需要喂，大小便自知，经常有周身疼痛，活动时明显，仅用中药调理。ALSFRS-R：24分（球部11，肢体1，呼吸12）。

六、疾病综述

*FUS*又称脂肪肉瘤易位基因（translocation in liposarcoma，TLS），是运动神经元病的第二位常见致病基因，其突变约占家族性ALS（fALS）的3%～5%和散发性ALS（sALS）的0～1%，不同*FUS*基因突变患者的临床异质较大，该基因突变可表现为典型的ALS、下运动神经元综合征、垂头综合征、ALS合并额颞叶痴呆或单纯额颞叶痴

呆、ALS 合并智能减退、ALS 合并震颤等锥外表现。青少年型肌萎缩侧索硬化（juvenile amyotrophic lateral sclerosis，JALS）是指发病年龄介于 13～25 岁的 ALS 患者，与年龄较大（＞25 岁）起病的 ALS（adult-onset ALS，AO-ALS）患者相比，该类患者更容易出现基因异常（40% *vs* 10%），目前文献中报道与 JALS 相关的常见的基因是 *FUS*、*SETX*、*ALS2*、*SPG11*、*SOD1*、*SPTLC1*、*UBQNL2*、*SIGMAR1* 等，有研究显示 *FUS*-JALS 占 62.31%，其中 sJALS 中约 92.31% 可以检测到 *FUS* 基因突变。FUS-IAVS 平均发病年龄 21 岁，预后和病程因基因突变位点而异，可以非常侵袭也可以相对惰性，而 AO-ALS 一般都呈侵袭性进展，平均生存期多为 3～5 年。

目前已有超过 60 种与 ALS 相关的 *FUS* 突变，*FUS* 含有一个编码核定位信号的羧基末端，JALS 和 AO-ALS 的基因突变均有好发于该羧基末端的倾向性（90%），表明 *FUS* 的核定位异常与该病的发病机制有关。JALS-FUS 基因突变多为新的突变，家族史往往阴性。文献显示，JALS 最常见的 *FUS* 突变为 p.P525L 和截断/移码突变，并且与更快的疾病进展速度、较短的生存期、非典型的 ALS 症状（思维迟缓、震颤等）和散发性发病有关。而 AO-ALS 常见的 *FUS* 突变位点为 p.P521C，与单纯的脊髓症状（对称性的肢体近端肌肉无力，多累及躯干肌，后期累及肢体远端）有关。

七、疾病感悟

本例患者四肢近端发病，肩胛部肌肉受累，造成不典型翼状肩胛表现，加之患者青少年发病，不能除外肌肉病可能，但随着病情进展逐渐累及肢体远端，电生理出现广泛性神经源性损害不能除外青少年起病的肌萎缩侧索硬化，肌肉组织病理也支持了该诊断，并最终经过基因确诊。后期随访显示，患者 3 个月内进展迅速，很快卧床，符合 *FUS* 热点突变 P525L 的常见临床表型。

（朱文佳）

参考文献

［1］ Boylan K. Familial amyotrophic lateral sclerosis [J]. Neurol Clin, 2015, 33: 807-830.

［2］ Li HF, Wu ZY. Genotype-phenotype correlations of amyotrophic lateral sclerosis [J]. Transl Neurodegener, 2016, 5: 3.

［3］ Grassano M, Brodini G, Marco GD, et al. Phenotype analysis of fused in sarcoma mutations in amyotrophic lateral sclerosis [J]. Neurol Genet, 2022, 8: e200011.

［4］ Lehky T, Grunseich C. Juvenile amyotrophic lateral sclerosis: A review [J]. Genes, 2021, 12: 1935.

［5］ Naumann M, Peikert K, Gunther R, et al. Phenotypes and malignancy risk of different FUS mutations in genetic amyotrophic lateral sclerosis [J]. Ann Clin Transl Neurol, 2019, 6: 2384-2394.

病例36 如何识别肯尼迪病（脊髓延髓性肌萎缩）

脊髓延髓性肌萎缩（spinal and bulbar muscular atrophy，SBMA），又称肯尼迪病，是一种迟发的 X-连锁隐性遗传性神经系统变性疾病，主要累及下运动神经元、感觉系统和内分泌系统。本病主要影响男性，女性突变携带者临床症状较轻。

一、病史

患者，男性，49 岁。

【主诉】双下肢无力 10 个月，加重伴双上肢无力 2 个月。

【现病史】10 个月前患者无明显诱因出现行走后双下肢乏力伴酸胀感，右小腿为著，休息后可自行缓解，此后上述症状行走后均可诱发，但可正常上班，未予重视。6 个月前自觉肢体无力加重，表现为下蹲后自行站立不能，需要手辅助才能站起，症状持续无缓解，就诊当地医院，查 CK 1842U/L，未特殊治疗，症状持续无缓解。3 个月前，就诊外院查肌电图提示上下肢周围神经性损害，未见肌源性损害，复查 CK 900U/L，考虑"多发性肌炎"，予泼尼松（40mg，口服，1 次 /d）、甲氨蝶呤（12.5mg，口服，1 次 / 周）口服，症状无缓解，CK 降至 300U/L。2 个月前（口服激素及免疫抑制剂 1 周后），患者自觉无力进展至双上肢近端。1 个月前，外院查双大腿 MRI 提示双腿肌肉异常信号，考虑炎性病变，CK 381U/L，LDH 283U/L，考虑"多发性肌炎"，建议继续口服激素及免疫抑制剂。10d 前（口服激素 1 个半月后减停），患者自觉行走后肢体无力症状减轻（好转 40%），蹲下可自行站起，但较发病前仍觉费力，同时患者发现右侧乳房发育伴说话音调改变。发病期间，患者肢体无力无明显晨轻暮重及波动性，无饮水呛咳及吞咽困难，为求进一步诊治，门诊以"肌肉病变待查"收入神经内科。

患者自发病以来，精神状态及饮食可，二便正常，体重较前无明显变化。

【既往史】双上肢姿势性震颤 5 年；高血压病史 8 年，对症降压，控制可；高脂血症 10 年，长期口服阿托伐他汀 10mg 睡前 1 次，已停药 5 个月。

【个人史】饮酒 4 年，每日 6～7 两（42 度白酒），戒酒 4 个月。

【家族史】否认家族遗传病史。

二、体格检查

神清语利，高级皮质功能正常。闭目、鼓腮有力，软腭上抬对称，腭垂居中，咽反射存在。伸舌居中，舌肌萎缩伴束颤（图36-1），口周可见束颤。双上肢肌力近端 4-级，远端 4+级，双下肢肌力近端肌力 3+级，远端肌力 5 级。双手大鱼际肌萎缩，双下肢肌肉萎缩。双上肢可见姿势性震颤。双侧深浅感觉对称存在。四肢腱反射对称减弱，双侧病理征阴性。双侧乳房增大（图36-2）。

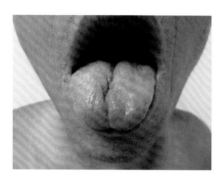

图36-1　舌肌萎缩

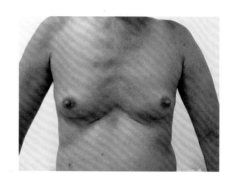

图36-2　乳房增大

三、入院后辅助检查

【常规实验室检查结果】血、尿、便常规、凝血功能、血气分析、乙肝五项+抗体三项、血 TORCH 六项、甲状腺功能全项、风湿三项+免疫五项基本正常。肿瘤/副肿瘤系列：均未见异常。

血生化：肌酸激酶 733U/L，γ-谷氨酰转肽酶 77U/L，天冬氨酸氨基转移酶 42U/L，乳酸脱氢酶 255U/L。

【肺功能】肺通气及换气功能均正常。

【性激素六项】血清促卵泡刺激素 10.67mU/mL，黄体生成素 18.71mU/mL，催乳素 8.95ng/mL，雌二醇58.97pg/mL，孕酮 1.11ng/mL，睾酮 1379.81ng/dL。

【乳腺超声】双侧乳房腺体发育，右侧为著。

【电生理检查结果】

NCS：所检双正中神经、双尺神经感觉传导波幅减低，余未见异常（表36-1）。

F 波：右胫神经未见异常。H 反射：右胫神经未见异常。

EMG：所检肌肉呈广泛神经源性损害（左侧拇短展肌可见正锐波，左侧胫前肌可见纤颤电位；左侧拇短展肌、左侧胫前肌、右侧股四头肌、右侧胸锁乳突肌，高波幅，宽时限，单混相，右侧 T_9、T_{10} 椎旁肌未见异常）。

RNS：右面神经、右副神经、右尺神经低频（3Hz、5Hz）及右尺神经高频（30Hz）波幅未见递增递减现象。

表 36-1　双上肢感觉纤维传导

部位	波幅（μV）	传导速度（m/s）
右侧正中神经指 I	12.15（↓71%）	50
左侧正中神经指 I	9.485（↓78%）	53
右侧尺神经指 V	5.378（↓72%）	54
左侧尺神经指 V	5.090（↓73%）	55

四、进一步检查

　　肌肉组织活检，排查有无炎症和代谢性肌病（图36-3）。

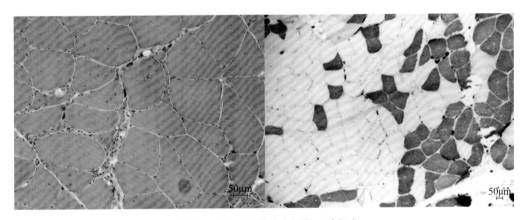

图36-3　肌肉活检（左侧股四头肌）
神经源性损害伴轻度肌源性改变，可见群组化

　　患者临床高度怀疑肯尼迪病，送检相关基因检测。检测样本 *AR* 基因（CAG）拷贝数异常增多，约为51次（诊断标准≥35次）。

五、病例特点和确定诊断

　　本例患者为中年男性，本患者经基因检测确诊为肯尼迪病。目前本病暂无有效治疗方式，建议患者平衡饮食，进行规律的有氧运动，针对言语及肢体进行理疗康复。

六、疾病综述

　　SBMA是一种罕见的 X 连锁隐性遗传疾病，发病率为（1～2）/10 万，为雄激素受体基因（*AR*）Xq11-12 突变导致其 DNA 序列中 CAG 三核苷酸重复数过多造成一系列的临床症状。多发病于成年男性 40～60 岁，表现为进行性加重的累及脊髓和延髓的下运动神经元损害，可以出现面部肌肉束颤，手部姿势性震颤，肌肉痉挛，感觉异常及内分泌紊乱等，女性携带者一般无临床症状（表 36-2）。

表 36-2　SBMA主要临床特征及辅助检查

神经系统症状	非神经系统症状	辅助检查
四肢肌肉无力萎缩（近端为主） 球部肌肉萎缩（构音障碍及吞咽困难） 束颤（舌肌萎缩及广泛束颤、口周下颌肌肉束颤） 震颤（姿势性或动作性） 肌肉痉挛 腱反射减弱或消失 感觉症状（麻木或刺痛感）	男性乳房发育 睾丸萎缩 生育能力下降勃起功能障碍	肌酶升高 高脂血症 糖尿病 非酒精性脂肪肝 EMG/NCS：急慢性失神经改变（前角细胞丢失）和 SNAP 波幅降低（感觉神经病变）

　　SBMA进展相对缓慢，肌力下降平均每年 2%，虽然早期可因球部肌肉受累出现舌肌萎缩，后期进展为吞咽困难等，但若避免因球部症状造成的吸入性肺炎，该疾病患者一般可达自然寿命。

　　目前尚无针对SBMA的有效治疗办法，主要是预防疾病并发症，如防止跌倒、窒息等。近年来，大多数 SBMA 临床试验的治疗靶点是减少 AR 配体，但迄今为止未能证明其有明显的治疗效果。目前已有开始在 SBMA 患者中应用雄激素剥夺方法进行治疗的报道，常用药物为亮丙瑞林。其他针对增强细胞内的蛋白调控系统，抑制异常蛋白聚集的毒性作用（热休克蛋白系统）、调控 AR 功能，如靶向作用于转录后修饰以及基因沉默等研究也表现出了其治疗潜力，有望在未来寻找到攻克该疾病的途径。

七、疾病感悟

　　SBMA是一种隐匿起病的以下运动神经元受累为主的多系统疾病，若在典型的下运动神经元受累的基础上出现明确的感觉纤维传导异常、内分泌异常要高度怀疑本病。除此以外，该病与其他以下运动受累为主的运动神经元病的鉴别点在于颜面部的肌束颤动。

（朱文佳）

参考文献

［1］ Marianthi B, Georgios K. Kennedy's disease (spinal and bulbar muscular atrophy): a clinically oriented review of a rare disease [J]. J Neurol, 2019, 266 (3): 565-573.

［2］ Katsuno M, Adachi H, Doyu M, et al. Leuprorelin rescues polyglutamine-dependent phenotypes in a transgenic mouse model of spinal and bulbar muscular atrophy [J]. Nat Med, 2003, 9: 768-773.

［3］ Atsushi H, Fischbeck KH, Maria P, et al. Disease mechanism, biomarker and therapeutics for spinal and bulbar muscular atrophy (SBMA) [J]. Neurol Neurosurg Psychiatry, 2020, 91 (10): 1085-1091.